JN330847

ENDOの兵法

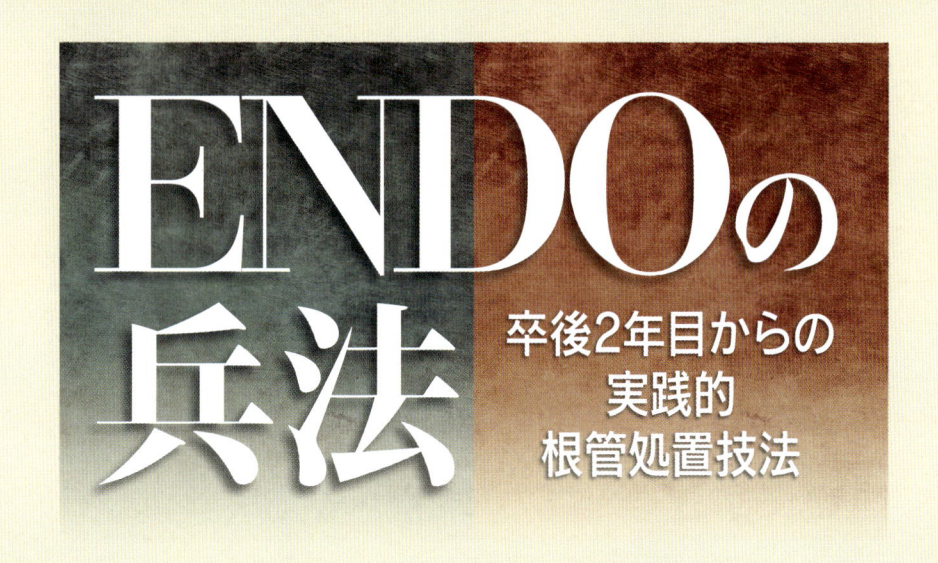

卒後2年目からの
実践的
根管処置技法

加藤広之 著

Strategy & Tactics
of Practical
Endodontics

医歯薬出版株式会社

知彼知己者 百戦不殆
不知彼而知己 一勝一負
不知彼不知己 毎戦必殆

孫子の兵法　謀攻篇より
（筆・加藤万次郎）

This book was originally published in Japanese under the title of :

ENDO-NO HEIHO — SOTSUGO NINENMEKARA-NO JISSENTEKI KONKANSHOCHIGIHO
(Strategy & Tactics of Practical Endodontics
— Clinical Techniques in Root Canal Treatment for Beginners)

Author

KATO, Hiroshi
  Senior Assistant Professor, Department of Endodontics
  Tokyo Dental College

© 2015

ISHIYAKU PUBLISHERS, INC.
  7-10, Honkomagome 1 chome, Bunkyo-ku,
  Tokyo 113-8612, Japan

「孫子の兵法」から思考する
合理的根管処置〜ENDOの兵法

　本書は『孫子』の一節「彼を知り己を知れば百戦して殆（あや）うからず」に想を得て，「知彼」「知己」を思考の基幹として根管処置技法の実践について解説したものである．『孫子』は呉王，闔廬（こうりょ）（在位 BC514 〜 496）に仕えた軍師，孫武によって著された 13 篇から成る兵法書，「戦いに勝つための書」である．2500 年以上も前の兵法書であるが，ナポレオンが座右の書とし，武田信玄が同書出典の「風林火山」を旗印としていたように，洋の東西を問わず世界中で精読されてきた．『孫子』は情勢判断に重きを置く兵法書のため，現代に通じる普遍的な内容を包含している．合理的思考への示唆に富む『孫子』を，組織運営や経済活動などの実践指針として解説する書籍が，数多く出版されている．

　「戦略」（strategy）や「戦術」（tactics）という元来の軍事用語が，歯科治療の論考の際にも使われるが，"Strategy wins wars, tactics wins battles." と例示されるように，前者が包括的指針，後者を具体的実践策の分野を指す．『Endo の兵法』を掲げる本書の大部分は，根管における「戦術」級の戦い方に焦点をおいたものである．すなわち患歯への根管処置実施を決定後，局所的な「情報の収集と解析」と「臨機応変で柔軟な対応」とをいかに考え，どう実戦するかを主としている．対象として歯科臨床研修を終えた卒後 2 年目程度の若い歯科医師を想定した．ひととおりの臨床技法を経験したとはいえ，経験面では Beginner に属するであろう歯科医師に，筆者の考える実践的根管処置の基本戦術を語るものである．

　『孫子の兵法』は 13 篇全文が約 6,000 字に過ぎず，短く簡潔，明瞭にまとめられている．それに比して本書は，臨床現場での根管局所における戦い方に限定したにもかかわらず，いささか長いものとなってしまった．できるだけ平易な記述による「戦術」級兵法書を目指したゆえ，冗漫なところがあるかもしれないが，ご容赦いただきたいと思う．

2015 年 4 月

加藤広之

ENDOの兵法

卒後2年目からの実践的根管処置技法

CONTENTS

「孫子の兵法」から思考する　合理的根管処置〜ENDOの兵法 …………… iii

Introduction　彼を知り己を知る ……… 1

Part 1　根管形態の把握——情報収集と解析 ……… 6

Chapter 1　「普通の根管」と根管形態イメージ …………………………… 6
　根管形態「イメージ」の現状確認 ……………………………………… 6
　「普通の根管」——標準的な主根管形態 ……………………………… 8
　さまざまな根管の捉え方 ……………………………………………… 12

Chapter 2　根管形態バリエーションと臨床分類 ……………………… 14
　根管形態診断の現状把握 ……………………………………………… 14
　実践的な根管形態の臨床分類とは …………………………………… 14
　「知彼」——主根管形態の局所診断 …………………………………… 15
　「知彼」——根管彎曲の捉え方 ………………………………………… 17
　Column　「歯根サロン」(1) 《3根の下顎第一大臼歯》 ……………… 20
　▶ Technique Tips1　根管形態把握の武器 ……………………………… 21

Chapter 3　X線画像からの根管形態情報抽出 ………………………… 22
　ENDOの視点からのX線情報解析 …………………………………… 22
　主根管分岐のX線画像診断 …………………………………………… 23
　根管処置に役立つ術前X線写真撮影法 ……………………………… 26
　Column　「歯根サロン」(2) 《上顎第一小臼歯の根面溝》 …………… 28

Chapter 4　根管形態の探索——根管口から「診る」 ………………… 29
　根管はどこまでみえるか ……………………………………………… 29
　根管口部をきちんとみるために ……………………………………… 29
　根管口から情報を引き出す …………………………………………… 32

CONTENTS

Strategy & Tactics of Practical Endodontics

Column 「髄室サロン」(1)《上顎第一大臼歯の髄室側壁》・・・・・・・・・・・・・・・・・・・・・37

Part 2 根管処置での切削操作──設計と実践 ・・・・・・・39

Chapter 5 髄室開拡の技法──切削指標と手順 ・・・・・・・・・・・・・・・・・・・・40
髄質開拡の基本原則 ・・・40
「歯軸」──髄質への水先案内人 ・・・・・・・・・・・・・・・・・・・・・・・・・・・・・・・・・・・・・41
ガイドグルーブと初期窩洞形成 ・・・・・・・・・・・・・・・・・・・・・・・・・・・・・・・・・・・・・44
初期窩洞と髄角を指標とした天蓋除去 ・・・・・・・・・・・・・・・・・・・・・・・・・・・・・45
髄室開拡時の切削エラー ・・・50
Column 「髄室サロン」(2)《遠心口蓋根のある上顎大臼歯》・・・・・・・・・・・52

Chapter 6 根管形成の設計と根管口部の施工 ・・・・・・・・・・・・・・・・・・・・・・53
根管への切削操作を区分する ・・・・・・・・・・・・・・・・・・・・・・・・・・・・・・・・・・・・・・・53
根管形成で付与する形態 ・・・54
第2のアクセスオープニング ・・・・・・・・・・・・・・・・・・・・・・・・・・・・・・・・・・・・・・・56
ISO 規格を根管歯冠側 1/2 の形成に活かそう ・・・・・・・・・・・・・・・・・・・・・・57
Gates と Peeso の切削特性を知る ・・・・・・・・・・・・・・・・・・・・・・・・・・・・・・・・・61
▶ Technique Tips2 ENDO の武器；根管切削用具 ・・・・・・・・・・・・・・・・・63

Chapter 7 根尖孔への道──経路探索の基本 ・・・・・・・・・・・・・・・・・・・・・・64
根管根尖側 1/2 の探索──パスファインディング ・・・・・・・・・・・・・・・・・64
根尖孔への道を妨げるものは何か ・・・・・・・・・・・・・・・・・・・・・・・・・・・・・・・・・・64
根尖孔部の解剖学的データ ・・65
根管経路の探索・確保の基本操作 ・・・・・・・・・・・・・・・・・・・・・・・・・・・・・・・・・67

Chapter 8 根管形成のための作業長設定 ・・・・・・・・・・・・・・・・・・・・・・・・・・70
根尖側 1/2 の根管形成に必要な情報 ・・・・・・・・・・・・・・・・・・・・・・・・・・・・・・70
根管長測定と作業長決定の要点 ・・・・・・・・・・・・・・・・・・・・・・・・・・・・・・・・・・・71
X 線的根管長測定での偏心投影法 ・・・・・・・・・・・・・・・・・・・・・・・・・・・・・・・・73

Chapter 9 根尖側 1/2 の根管形成と切削指標 ・・・・・・・・・・・・・・・・・・・・・77
根尖側 1/2 の根管切削──設計と指標 ・・・・・・・・・・・・・・・・・・・・・・・・・・・・77
根尖側 1/2 での切削操作の要点 ・・・・・・・・・・・・・・・・・・・・・・・・・・・・・・・・・・79

根尖部形成時の臨床上の注意事項 ………………………………………… 81

Part 3　根管内の無菌的環境の獲得と維持 ……… 87

Chapter 10　根管の清掃──効果判定と薬剤応用 ……………… 88
根管切削による清掃効果と薬剤応用 ……………………………………… 88
根管形成後の根管壁面チェック …………………………………………… 90
根管の化学的清掃 …………………………………………………………… 93
根管治療剤の応用と役割 …………………………………………………… 95
仮封処置の重要性 …………………………………………………………… 97

Chapter 11　側方加圧充填法──再現性の高い技法 …………… 98
根管充填の役割 ……………………………………………………………… 98
根管形成とGPのISO規格 …………………………………………………… 99
側方加圧の充填効果と実態 ………………………………………………… 102
側方加圧の実践上の要点 …………………………………………………… 105
▶ Technique Tips3　根管内環境を維持する「城壁」 ………………… 110

Practical Essentials　要点整理「彼を知り己を知る」 ……… 111

Endodontic Tactics　根管処置技法──実践上の要点 ………… 112
根管の基本形態からの切削方針 …………………………………………… 112
根管のX線情報抽出と形態推定 …………………………………………… 113
「歯軸」を指標とした髄質開拡技法 ……………………………………… 115
髄質開拡時の治療環境 ……………………………………………………… 116
根管の清掃と無菌的環境の獲得 …………………………………………… 118
根管の閉塞と加圧操作 ……………………………………………………… 119

文献 …………………………………………………………………………… 122
索引 …………………………………………………………………………… 125
あと書き ……………………………………………………………………… 127

Introduction
「彼を知り己を知る」

根管処置での戦略的思考，合理的な戦術とは

　臨床経験の浅い時代には，誰しもが根管処置のいずれかの段階で失敗をおかすことだろう．失敗を繰り返さないためには，知識の取得，技術の修練の必要性はもちろんであるが，一つの失敗例（図1）から，しっかり問題点を抽出でき，解析できることが，次の症例での成功につながる．適正なフィードバックを得るには，どのような思考で臨めばよいのだろうか．

　それにはまず，根管処置に関わる因子を　二つに大別して分析する思考体系を持つことが重要である．『孫子の兵法』の一節が「彼を知り己を知れば，百戦して殆うからず」（図2）と説くように，根管処置時も「相手」と「自己」という双方の視点から，探査情報を分析し対応することが，その戦略的思考の根幹と考える．

　根管処置での究極の「相手」は感染（図3，4）であり，根管が主要なバトルフィールドとなる．戦術的な側面からみれば，「根管」の壁面および空間は処置対象，すなわち「相手」ともなる．

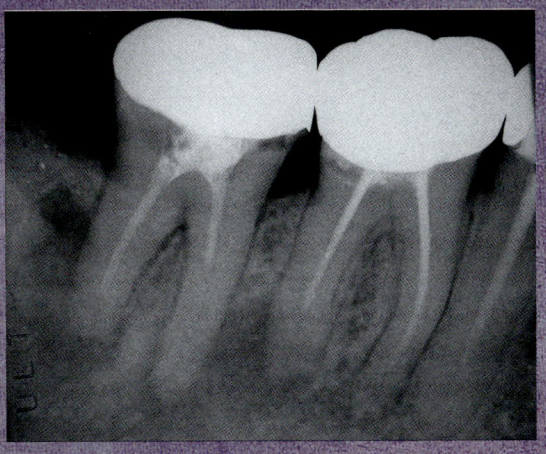

図1　大きな根尖病巣を伴う下顎大臼歯（加藤，2005.[7]）
根尖付近まで処置操作が及ばなかった原因を，いくつ推論して治療に臨めるだろうか．
失敗の原因を多数リストアップし，情報解析から判定できなければ，同様の失敗は繰り返されるだろう．

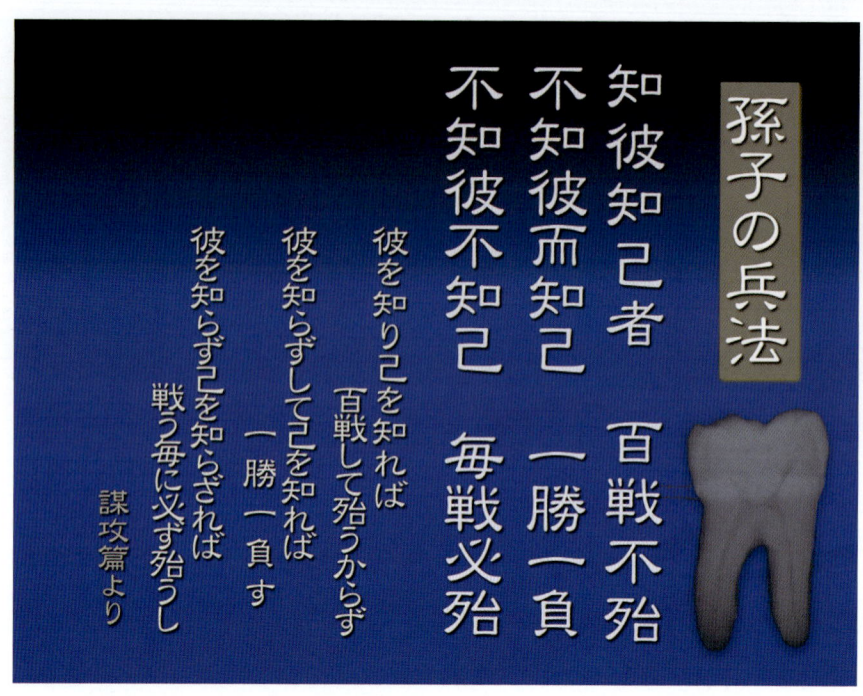

図2 「孫子の兵法」から（松本, 1992.[2]）

> 『孫子の兵法』 謀攻篇より
>
> 　冒頭の「彼を知り己を知れば百戦して殆（あや）うからず」はよく知られている．戦う「相手」と「自己」の戦争遂行能力を把握していれば，百度戦っても負けることはない，と説く一節である．
> 　これ以上に次の二節目のほうが興味深い．「相手」を完全に把握できなくとも「自己」の戦闘遂行能力を正しく理解できているなら勝敗は五分五分となる，と論じている．複雑な根管環境を完全把握するのが困難ならば，「自己」の実践力を的確に分析・把握して立ち向かうのが"ENDOの兵法"，勝利への道であるといえよう．

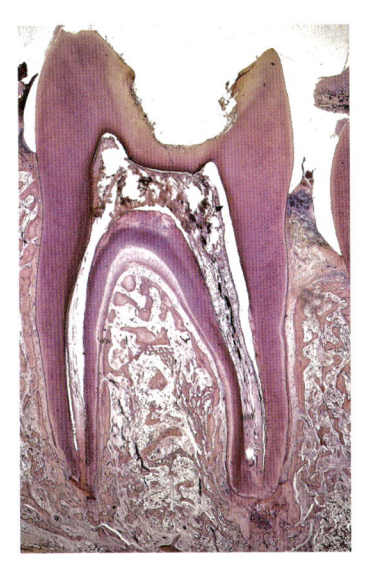

図3 歯髄炎から根尖性歯周炎の継発が観られる病理組織像（ヒト）（加藤ほか，1988.[3]）
感染は根管（根部歯髄），根尖周囲組織のどこまで及んでいるだろうか？

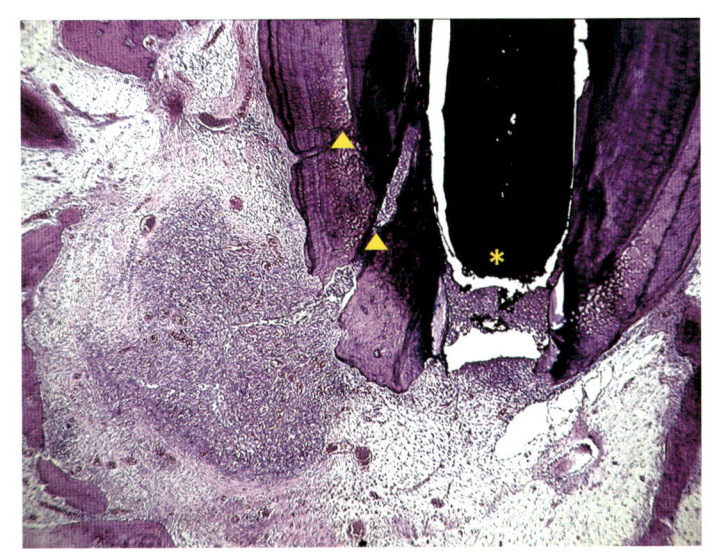

図4 感染根管1回治療の根管充填後12週の病理組織像（イヌ）（村上，1987.[4]）
主根管に相当する部位（＊）では治癒傾向が認められるが，根尖部の側枝（▲）によっては開口部の歯周組織に炎症がみられる．感染排除の不徹底が原因と考えられる．

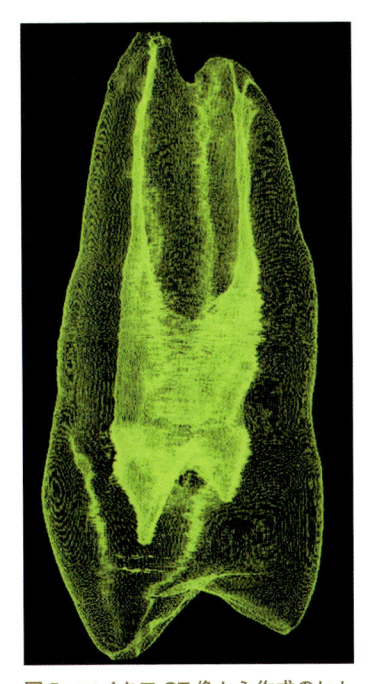

図5 マイクロCT像から作成のヒト上顎第一小臼歯の3Dコンピュータグラフィックス（CG）（加藤，2005.[5]）．
この歯の歯髄腔は一般的な形態なのだろうか？ 根管処置は容易な形態なのだろうか？

　戦場とも相手ともなる根管，まずはその形態について，処置をするうえで実態をどう認識するのが合理的かを，各ステップで自問することが戦術的な視点からの「知彼」「知己」の第一歩となる（**図5**）．

　そこで本書のPart 1では，根管処置全般に通じる標準的な根管形態，いい換えれば「普通の根管」として適切なイメージはどのようなものかを再考するところから始める．次に臨床での根管形態を見極めるための情報抽出について「知彼知己」の視点から確認する．Part 2では歯髄腔への切削処置について，その実態と「自己」の想定イメージと整合性がとれるような戦い方を考える．Part 3で根管内の無菌的環境の獲得と維持について述べることとする．

Part 1 根管形態の把握 ——情報収集と解析

Chapter 1— 「普通の根管」と根管形態イメージ
Chapter 2— 根管形態バリエーションと臨床分類
Chapter 3— X線画像からの根管形態情報抽出
Chapter 4— 根管形態の探索——根管口から「診る」

根管形態を適切にイメージできるか

　根管処置の戦術上の「相手」でも「戦場」でもある根管．しかし臨床において個々の根管形態に関する情報は限定的であるといわざるをえない．では実際の根管拡大形成では，いったい何を頼りに歯質切削を行っているのだろうか．

　歯質切削を伴う処置の多くでは，切削域を直視しながら操作する．しかし根管処置では「こうなっているはずだろう」という「イメージ」を頼りに行っているのが実態である．現在「イメージ」している根管形態が，臨床実践のうえで許容レベルのものでなければ，根管内での切削操作の整合性は損なわれるだろう．

　また根管形態バリエーションの判定，対応は日常どうしているだろうか．もしも「根管形態は複雑だ」「いろいろな形がある」と思ってはいても，具体的な手順で根管形態判定を励行していないのなら問題である．「相手」を探ることなく，「自己」の希望的イメージだけで根管の切削に臨むのならば，目を閉じて局所でメスを振り回す外科医に等しいといえよう．

　根管処置の「相手」となる根管に対する適切な「イメージ」を持つことは，強力な武器を有効に使用するための大前提である．

Chapter 1 「普通の根管」と根管形態イメージ

Self Check 知己

根管形態「イメージ」の現状を確認する

1. まず思いつく歯根の形を一つ描いてみよう（歯冠は不要．単根を描記）．
2. 次にその歯根に根管を描き入れてみよう．
3. 模式図を描いたら次の事項を考えてみよう．
   - それは日常臨床で想定している形態か．
   - それは「標準的」根管としてふさわしい形態か．
   - この図から多様な根管形態バリエーションの派生を考えることができるか．

根管形態「イメージ」の現状確認

　日頃の臨床において，自分がどんな形態をイメージして処置に臨んでいるか確認することから考えてみよう．

　自問自答してみてほしい．現時点で，基本型として考えている根管はどんな形だろうか．まずは「Self Check」に示した手順でシンプルな歯根と根管を描いてみてほしい．思い浮かべるだけでは曖昧なので，実際に紙に書いてみることが現状確認として重要である．

　臨床研修医のみならず経験豊富な歯科医師であっても，簡易な模式図で「標準的な普通の根管」の描記を求められると，少なからず戸惑いが感じられるだろう．図 1-1 に最も典型的な模式図（a）と，卒後 2 年目の歯科医師による実際の描記例（b〜d）とを示す．まず一つ模式図を描いてもらうと，二次

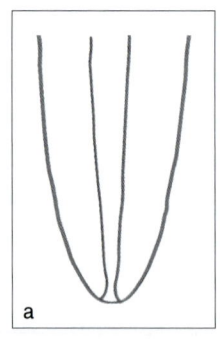

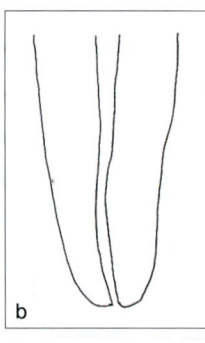

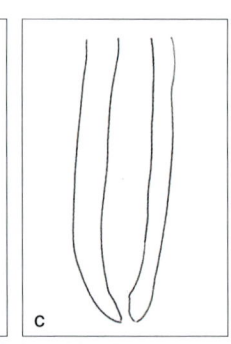

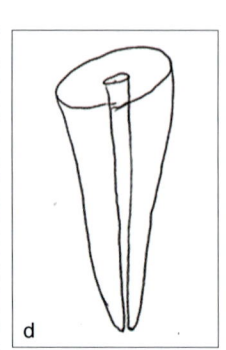

図 1-1　根管形態イメージの描記例
a：描かれることの多い典型的なパターンの作画．b〜d：卒後 2 年目の歯科医師が実際に描記した例．どんな模式図が標準的な根管形態として相応しいだろうか？

Part 1　根管形態の把握──情報収集と解析

元的な上顎中切歯の歯根に似た形態（**図1-1a**）のように描かれることも多い．

しかし，この歯種の歯根と主根管の「イメージ」が，根管拡大形成を行ううえでの思考ベースになっているとしたら問題である．上顎中切歯に似かよった形態（**図1-2**）の歯種は少なく，下顎歯種ではまったく該当するものがない（**図1-3**）．円錐形の歯根形態と比較的直線的な単根管を基本とするものは，上顎前歯群と上顎大臼歯遠心根に過ぎない．全歯種のなかで，上顎中切歯の根管はいわば「特殊形態」の歯種なのである．

では根管形成法を考える上の根管「イメージ」としてふさわしい「特殊」ではない「普通」の形態の根管とはどんなものであろうか．足場となる基本型の「イメージ」がないと，根管形態のバリエーションの知識も断片的となり，実践的「切り札」になり得ない．そこで多くの歯種での**主根管形態**の**共通項**を抽出して，根管処置を考えるための標準的イメージ，すなわち「普通の根管」とはどんなものか考えてみよう．

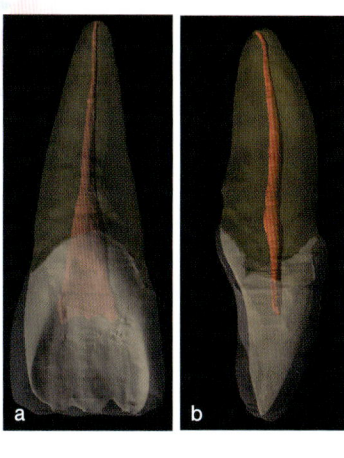

図1-2　上顎中切歯の3D-CG
a：舌面観の歯質透過モデル．b：近心面観．根管は緩やかに舌側彎曲．※CGはグラフィックソフト「3D Tooth Atlas」[1]による．
(© courtesy of Brown and Herbranson Imaging/eHuman)

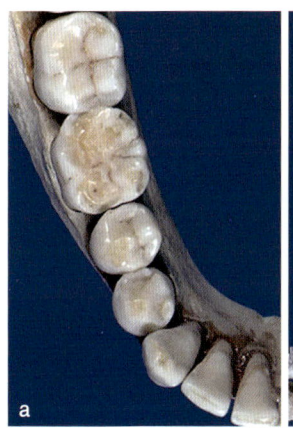

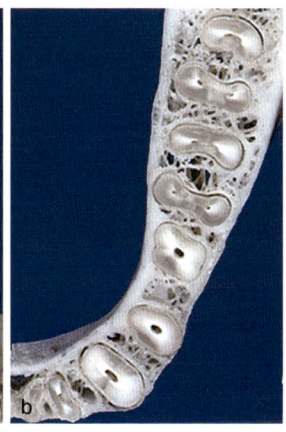

図1-3　下顎歯列の咬合面観（a）と，歯根中央付近での下顎骨水平段像（b）（加藤，2005.[2]）
歯根はすべて近遠心的に圧扁し頬舌幅が長い．根管は扁平根管か根面溝が深い歯根は2根管分岐．

Chapter 1　「普通の根管」と根管形態イメージ

「普通の根管」――標準的な主根管形態

　筆者は,「普通の根管」の形態を想定するのに多くの歯種の主根管形態で共通する4項目が重要と考えている.第一に多くの根管は基本的に「**扁平**」形態（図1-4）であり,第二には処置上の経路のどこかに「**彎曲**」部がある（図1-5）ことをあげたい.一言でいえば,根管の概形は「**扁平で曲がっている**」形態なのである（図1-2, 6, 7）.

　下顎では図1-3に示したように,全歯種ともに歯根は近遠心的に圧扁した形態[3]であり,根管も同様の扁平形態（図1-6, 7）を呈し,歯根圧扁が著しい部位では2根管分岐の形態を呈する（図1-8）.

　歯根は基本的に近遠心的に圧扁しているので,根管の頬舌幅径を臨床の標準X線画像から把握するのは困難である.正放線投影の標準X線写真（図1-9）をみたとき,細い円筒形根管を想定してしまうようなら,図1-6bで認

知彼知己　「普通の根管」を知る〜その1
根管は扁平である
・ほとんどの根管に扁平領域がある.
・根管の横断面形態がほぼ類円形を呈するのは上顎前歯と上顎大臼歯の遠心頬側根のみ.
・根面溝が深い根では2根管に分岐.

図1-4　根管形態の共通項（1）

知彼知己　「普通の根管」を知る〜その2
根管は曲がっている
・根管処置する経路には必ず彎曲した領域がある.
・彎曲状況は髄室側壁,根管口部,根中央部,根尖部の4箇所で彎曲の状況を判定.

図1-5　根管形態の共通項（2）

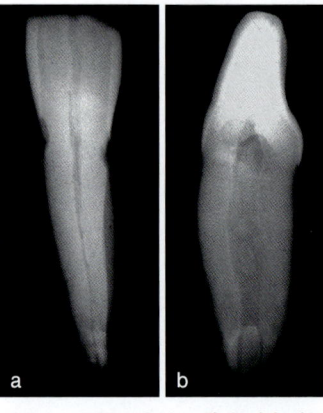

図1-6　下顎切歯のX線像（1）（加藤, 2005.[2]）
扁平な1根管が根尖部で2根管分岐.扁平部では近遠心幅（a）より頬舌幅（b）が著しく大きい.

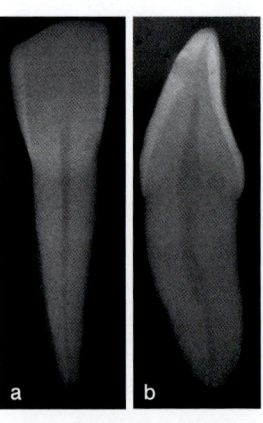

図1-7　下顎切歯のX線像（2）（加藤, 2015.[4]）
単純根管だが扁平部は近遠心幅（a）よりS字状を呈している頬舌幅（b）が数倍大きい.

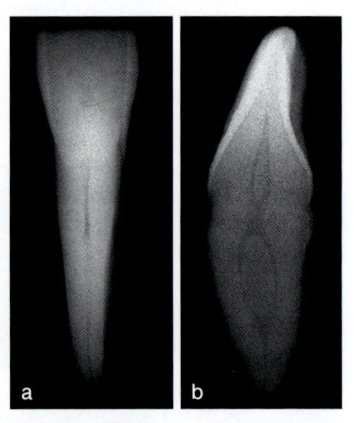

図1-8　下顎切歯のX線像（3）（加藤, 2005.[2]）
唇舌像（a）では根管が不鮮明,根中央での圧扁傾向が強いため,同部で2根管に分岐（b）.

められるような幅広い頬舌幅径の根管を予測し，的確に処置することは不可能だろう．治療にあたっては「**根管は扁平である**」ことを重要な基本認識として捉えることが極めて重要なのである．

　個別症例の治療において根管扁平部を探査しなければ，扁平部の未清掃や分岐した主根管の見落としは必至である．根管見落としは，当然ながら根管処置の失敗に直結する（**図 1-10**）．

　上顎でも，前述のように多くの歯根で根管は圧扁形態を呈す．上顎小臼歯部や大臼歯近心根では，下顎歯種と同様に近遠心的に圧扁されているが，上顎大臼歯の口蓋根だけは頬舌的な圧扁傾向があることに注意しなければならない．

　「**根管は曲がっている**」については，根管のみならず処置経路の全域での彎曲状況を考えねばならない．3次元的にみれば，髄室開拡窩縁から根尖孔までの経路のどこかには，彎曲している領域が必ずある．一見するとシンプルなストレート形態に思える歯髄腔の歯（たとえば**図 1-2**）でも「根管経路に彎曲は必ずある」と認識していればみえてくる．そうした彎曲への理解があっても，臨床実践の場では，頬舌（唇舌）的な根管彎曲への認識が欠落していることが多い．通常撮影する唇舌的なX線像から，この根管は直線的な形態で簡単だ，と思い込んでしまうと，唇舌的彎曲への対応がおろそかになり，その結果，不用意な根管切削によって，ジップやレッジ，エルボーといった不正形態を引き起こしかねない（**図 1-11**）．比較的容易に捉えられがちな上顎大臼歯の口蓋根管も，近遠心投影像（**図 1-12**）でみると，歯根中央付近で頬側あるいは舌側に彎曲がみられる．要するに臨床実践に際しては，

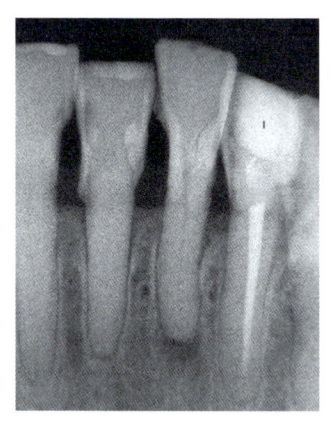

図 1-9　細い根管の下顎切歯部のX線写真
みえない頬舌的幅径も細いのか？歯根中央部の根管が幅広い可能性は常に疑うべき．

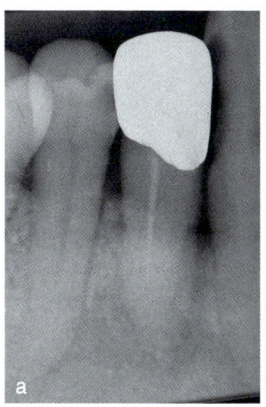

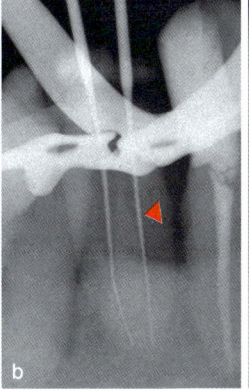

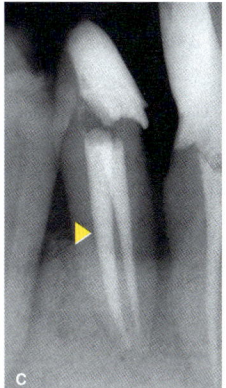

図 1-10　下顎右側第一小臼歯での根管見落としによる根管治療失敗例（加藤ほか，1996.[5]）
a：不十分な根管充填状態．b：根管長測定時の偏遠心投影像．舌側根管（▲）は見落とされて未処置だった．c：根管充填後の偏遠心投影像．頬側根管（▲）は扁平度が強い．

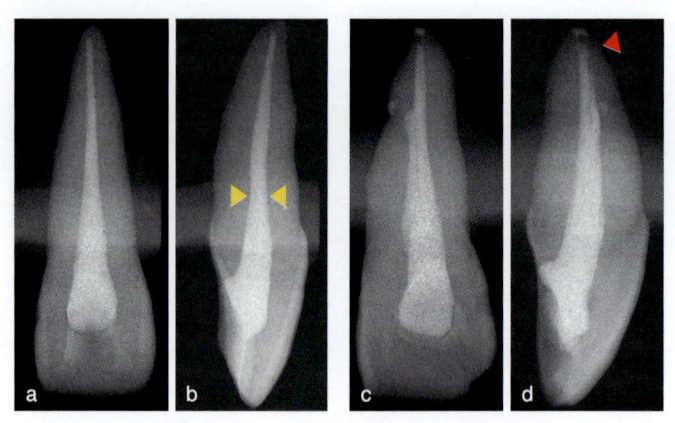

図1-11 唇舌的彎曲が異なる2本の上顎中切歯（根管充填トレーニング後のX線像）（加藤，2005.[2]）
唇舌的投影像のa, cではともに根管は直線的様相だが，近遠心投影像では，歯根中央で唇側（b），舌側（d）に彎曲を呈している．臨床では察知困難なエルボー（▲）やジップ（▲）のエラー形態を確認できる．

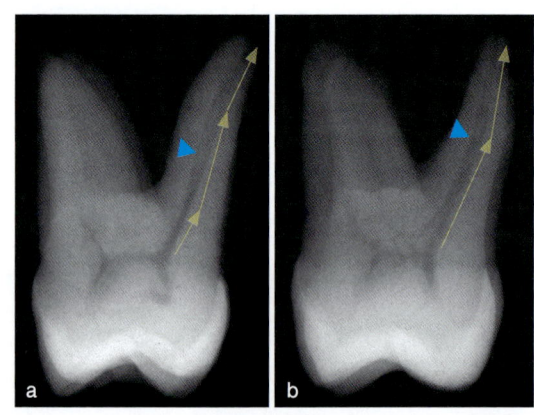

図1-12 上顎第一大臼歯の近遠心投影像（加藤，2005.[2]）
口蓋根管は根管口部が狭く，根尖孔に至る途中，根中央付近の頰舌幅径が広くなっている（▲）．根尖側1/3根管彎曲が，aでは分岐部側に内側彎曲し，bでは外側彎曲している．左のタイプが処置上の難度が高い．

通常のX線画像から容易に「みえる彎曲」と，情報取得が困難な「みえない彎曲」とがあることを常に意識し，その有無の探査が極めて重要である．

第三の共通項は「**根管は途中で広い**」ことである（**図1-13**）．臨床で最初に視認できる根管の入り口である根管口部は，象牙質添加によって相対的に「狭い」部位である．根管口部から根管中央部に向かうにつれ，かえって根管幅径が大きい領域があることを認識すべきである（**図1-2, 6, 7, 12, 14参照**）．下顎前歯のように強く圧扁した根管形態であっても，髄室開拡部からみえる根管口は類円形を呈していることも多い．根管口部付近が象牙質添加の影響を受け，根管口部の狭小化をきたしやすいことを認識し，最初にみ

「普通の根管」を知る〜その3
根管は途中で広い
- 根管口付近の根管幅径は歯頸部の外来刺激による象牙質添加で狭くなる．
- 直視できる根管口部よりも歯根中央で根管が広い状況を想定する．

図 1-13　根管形態の共通項（3）

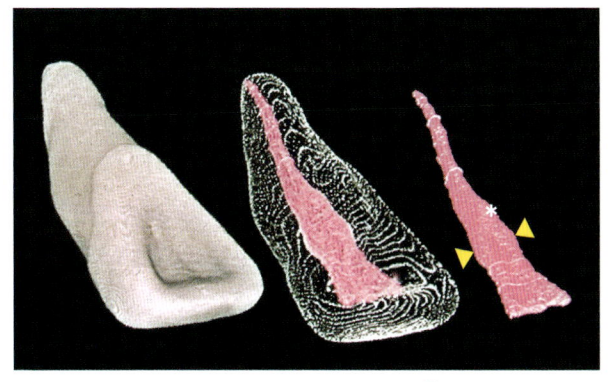

図 1-14　上顎中切歯の 3D-CG（加藤，2005.[7]）
根管口（＊）よりも下に唇舌的幅径が大きい部位がある（東京歯科大学解剖学講座のご厚意による）．

「普通の根管」を知る〜その4
根管は 12mm である
- 根管処置の対象領域は，歯根長を基に作業域を設計する．
- 歯牙全長には歯種差があるが，根管長は犬歯以外の歯種では，いずれも 12mm 前後である．

図 1-15　根管形態の共通項（4）

日本人永久歯の平均歯根長（単位：mm）

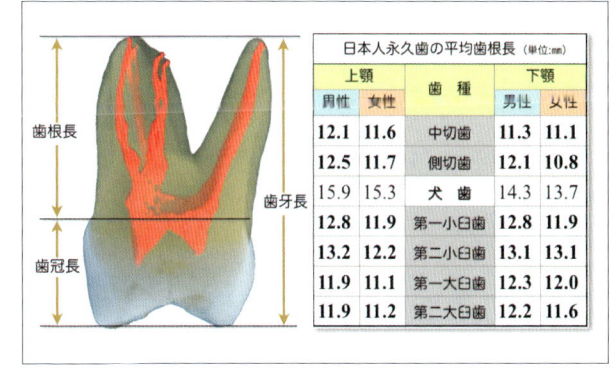

上顎		歯種	下顎	
男性	女性		男性	女性
12.1	11.6	中切歯	11.3	11.1
12.5	11.7	側切歯	12.1	10.8
15.9	15.3	犬　歯	14.3	13.7
12.8	11.9	第一小臼歯	12.8	11.9
13.2	12.2	第二小臼歯	13.1	13.1
11.9	11.1	第一大臼歯	12.3	12.0
11.9	11.2	第二大臼歯	12.2	11.6

図 1-16　日本人永久歯の平均歯根長
上下顎の犬歯を除けば，いずれの歯種も歯根の長さは 12mm 前後（表は上條，1962.[6] より，図は加藤，2011.[8]）．

た目の「イメージ」で全体を捉えないようにしなければならない．根管口の直下では頬舌的に広がっている「イメージ」がなければ，根管分岐の見落としや，根管清掃不徹底のリスクが高くなる．

　第四は，犬歯を除く他歯種では寸法的には「**平均的歯根長が 12mm 前後**」[6] という共通項である（**図 1-15**）．根管処置上で呼称される「根管長」は，歯冠側基準点から根尖孔部までの長さなので，歯の全長に匹敵し，歯種間での較差は大きい．しかし真の対象領域である根管だけの長さを，解剖学的な平均的歯根長からみてみると，日本人では犬歯以外の歯種ではいずれも概ね 12mm 前後となっている（**図 1-16**）．歯根の長さは歯種を問わずほぼ同じというデータからすれば，「普通の歯」の「**根管は 12mm 前後である**」をベースに，根管形成における標準的な設計を考えることが可能となる．根管を 3 区分して基本設計を考えるなら，根管歯冠側 1/3（coronal third），中央 1/3（middle third），根尖側 1/3（apical third）のそれぞれは 4mm ずつとなる．

Chapter 1　「普通の根管」と根管形態イメージ

「普通の根管」のまとめ
イメージすべき主根管の基本形態
- その1:「根管は扁平である」
- その2:「根管は曲がっている」
- その3:「根管は途中で広い」
- その4:「根管は12mm前後である」

図1-17 根管形態の共通項の一覧

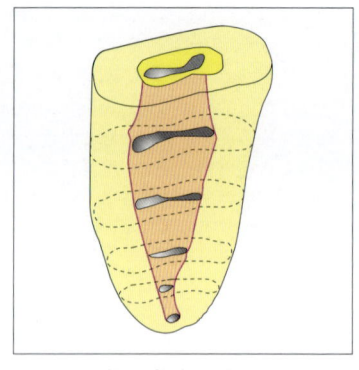

図1-18 主根管の基本形態模式図（加藤，2001.[9]）
四つの共通項のうち（1）扁平，（2）彎曲，（3）根管口狭小化から想定される形態模式図．形態のバリエーションや根管形成方針を考える基点となる「普通の根管」の形態．

2区分して根管上部1/2と根尖側1/2とするなら6mmずつとなる．

以上，根管形態について多くの歯種の共通項を四つ挙げた[9]（図1-17）．これらから導かれる根管の基本形態，すなわち「普通の根管」の概形を図1-18に示した．できるだけシンプルかつ整合性のある模式図を描くには，3D的な扁平の歯根概形線（幅：高さ＝1：3程度），圧扁した類楕円形の根管口形態を持った根管概形線，その経路の中ほどに向かい若干の幅径増加，根管経路のどこかに彎曲部位，が要点となる．

さまざまな根管の捉え方

根管処置における「知彼」の第一歩として，「相手」である主根管の標準形態「イメージ」について述べた．複雑な根管形態のバリーションを考えるには種々の視点・捉え方がある（図1-19，表1-1）．著者は前述の標準形態「イメージ」を足掛かりにして，主根管の数・分岐状況から分類して「相手」を捉えるのが臨床的に合理的であると考えている．

根管形態の解剖学的な分類法としては，奥村の分類[10]（図1-20）[11]やVertucciの分類[12]（図1-21）が代表的なものである．しかしこの種の解剖学的分類法は，根管形態の全容をみてから分けられているため，臨床治療の流れのなかでは意外に利用しにくい．

たとえば，抜去歯透明根管標本の全景で，極度に圧扁された1根管に分類されるタイプの場合，臨床で同様のものと遭遇しても圧扁部が狭小すぎると当初は1根管とは判別できず，2根管として処置してから，両根管の間に未切削領域としてイスムス（根管峡状部）がみいだされることも多い．早々に

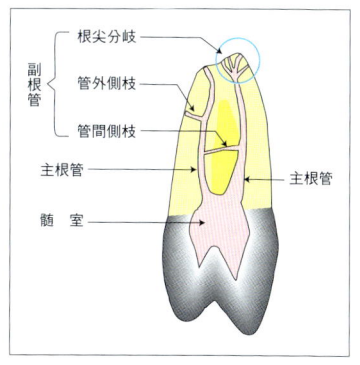

図 1-19　歯髄腔形態の基本用語

表 1-1　いろいろな根管形態の捉え方，表現

①根管の概形：円錐形，扁平型，銃剣状，H字状など
②主根管の数：単根管，複根管，分岐根管など
③根管彎曲の状況：彎曲角度，彎曲半径，屈曲数など
④根管の太さ：狭窄根管，閉鎖根管，根管幅径など
⑤根管の横断面形態：円形，卵円形，涙滴型，紡錘形，瓢箪型，イスムス（峡状部），フィン（鰭状部）など
⑥副根管のタイプ：根尖分岐，管外側枝，管間側枝，髄管
⑦根管の長さ：

奥村の根管分類

1. 単純根管
2. 分岐根管
   a. 完全分岐根管
   i) 高位完全分岐根管　ii) 低位完全分岐根管
   b. 不完全分岐根管
   i) 高位不完全分岐根管　ii) 低位不完全分岐根管
3. 網状根管
   ※不完全分岐：分岐した根管が再度合わさり一つの根端孔になるもの．
   ※高位と低位：主根管の分岐が根中央よりも歯冠側なら高位，根端側ならば低位．

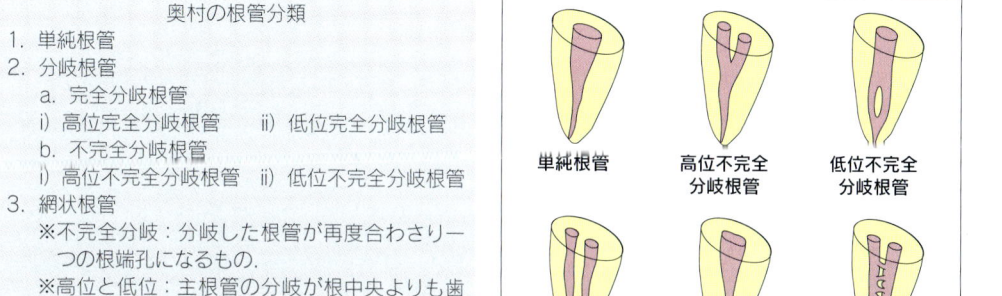

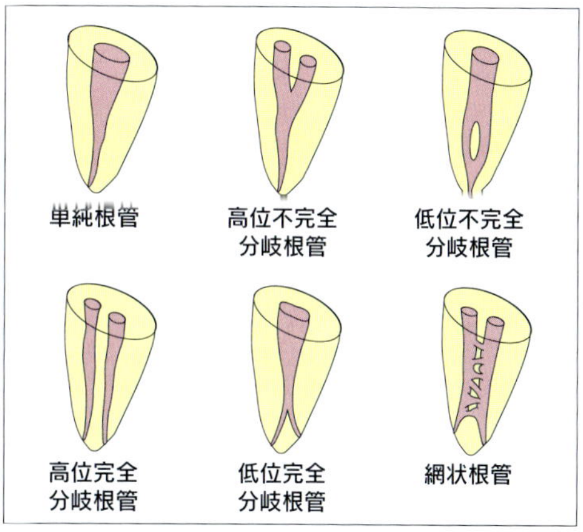

図 1-20　奥村の根管分類（奥村，1918.[10]）と模式図（中村，2012.[11]）

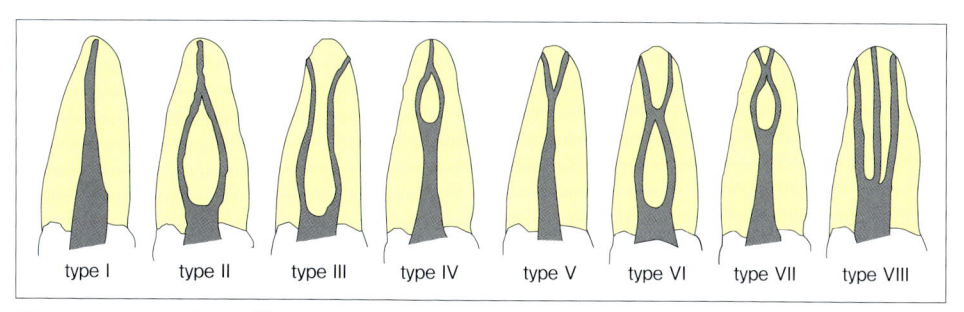

図 1-21　Vertucci（1984）[12] の根管形態分類

2根管タイプに分類判定してしまい，イスムス部は処置されることなく見落とされる可能性も少なくないだろう．

さらに解剖学的分類ではタイプ名が細分化されやすく，実際の形態と「イメージ」とを一致させにくいことも，利用しにくい理由の一つである．根管形態の臨床分類は根管局所診断上，我々の「武器」の一つである．次章では，「普通の根管」イメージを骨格とし，多くの派生バリエーションを合理的に整理，把握するための臨床手法について述べる．

Chapter 2 根管形態バリエーションと臨床分類

Self Check 知己

臨床での根管形態を「診断」しているか
1. 処置する根管を必ず分類判定しているか．
2. 何を基準にした分類法を使っているか．
3. 根管の局所診断のタイミングはいつか．
4. 治療手順に沿って判定しているか．
5. 当初の根管形態判定を処置しながら反復チェックし，判定を適時補正しているか．

根管形態診断の現状把握

　前章での標準形態「普通の根管イメージ」をスタートポイントに，多くの根管形態バリエーションに対応するための臨床分類について考えよう．

　まず，根管形態バリエーションへの日常対応を「Self Check」の項目に沿って，確認してみよう．もしも「根管形態はいろいろな形があって複雑だ」と思ってはいても，チェック項目「1.」～「3.」の具体的手段を励行していないのなら，「相手」を知ろうとする姿勢が欠落していて，「自己」のイメージだけで処置していることになる．

　またチェック項目「2.」「3.」で対応が整理しきれていないのが自認される場合や，チェック項目「4.」「5.」が否定の場合には，現状の使っている分類法が臨床診断に向いていない可能性がある．

実践的な根管形態の臨床分類とは

　根管形態のバリエーションを区分する最も基本的な分類法は，主根管の数，分岐・癒合状況を基準とするものである．解剖学的な検索を基にした分類法としては，前章に示した「奥村の分類」[10]や，「Vertucci の分類」[12]が代表的である．形態学的要求からタイプが細分化されると，タイプ名称と形態イメージがリンクしづらくなると述べたが，たとえば前述の Vertucci の type Ⅵ はどんな形か？ と問われて，即座に形態をイメージできるだろうか．もしイメージするのが容易でないならば，解剖学的に妥当な分類法であっても，臨床での形態判定に利用するのは合理性に欠ける分類といえよう．

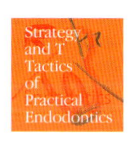

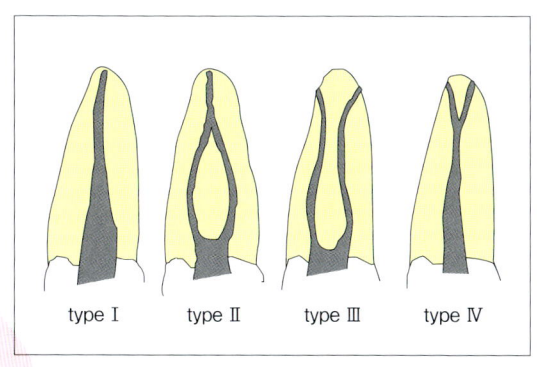

図 2-1　Weine（1974）の根管形態分類（Weine, 1976.[13]）

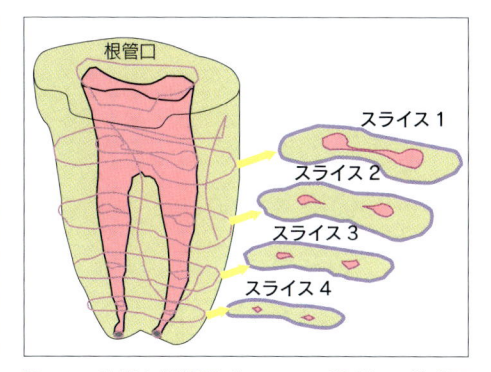

図 2-2　歯根と横断面（2〜3mm 程度）の模式図（加藤，2005.[14]）
根管口部とスライス 1 は 1 根管．この歯根の根管形態はどのように判定するのか？　臨床ではスライス 1 の部位では 2 根管として切削操作されることも多い．

　臨床的観点からは「Weine の分類[13]」（図 2-1）のようなシンプルさも必要である．しかし歯根中央で分岐するような type Ⅲ と type Ⅳ の中間的形態の根管も，かなりの頻度で発現する．実際には「Weine の分類」で区分しにくい根管形態（図 2-2）に遭遇することも少なくない．

　横断面でみれば結果的に 1 根管と扱われる部分（図 2-2：スライス 1）も，臨床の切削操作は 2 根管として扱われることも多い．主根管の数，分岐・癒合状況を基準とするにしても，処置後の形態判定ではなく，臨床治療の流れのなかで利用しやすい合理的な分類法が有効である．

「知彼」──主根管形態の局所診断

　「根管は扁平」なので 1 根管口の主根管が 2 根管分岐したあと，再合流し 1 根管を呈することもある．さまざまな主根管の分岐・癒合形態（図 2-3）を局所診断（図 2-4）し，分類に反映させるようにするため，筆者は根管口部，根管中央部，根尖孔部の 3 カ所で判定する方法に基づく臨床分類[9]を採っている（図 2-5）．この方法は，臨床手順に沿って 3 カ所のチェックポイントで定型的に根管の分岐状況を判定し，根管数（「1」か「2」）を連ねてタイプ名として呼称する．

　この分類は，少なくとも 3 カ所で根管分岐をチェックしながら処置を進める（図 2-6）習慣がつくので，分岐の見落としが少なくなる．

　そしてタイプ名自体が主根管分岐状況の情報となり，形態をイメージしやすいので，根管処置の実践上では，他の分類法よりも有利だと考えている．

Chapter 2　根管形態バリエーションと臨床分類

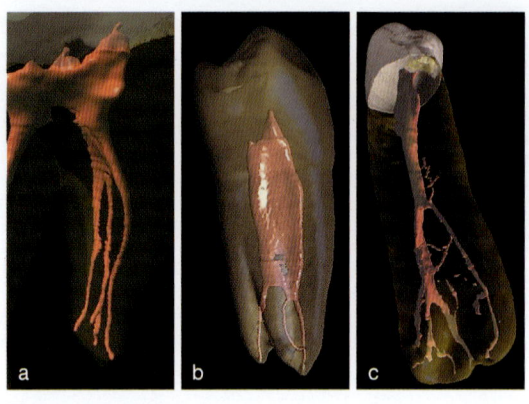

図 2-3 3D-CG 像
複雑な主根管の分岐・癒合を認める.
(©courtesy of Brown and Herbranson Imaging/eHuman)[1]

> **知彼知己** 「根管形態」を探る臨床診断〜その1
> **主根管は分岐または癒合しているか**
> ・「根管は扁平」なので大多数の歯種で主根管は分岐する可能性がある.
> ・根管口下で2分岐した根管が根尖側で癒合する場合も想定しなければならない.
> ・処置の流れに沿って主根管の分岐・癒合を複数箇所で臨床診断する必要がある.

図 2-4 臨床的な主根管分岐の捉え方と診断方針

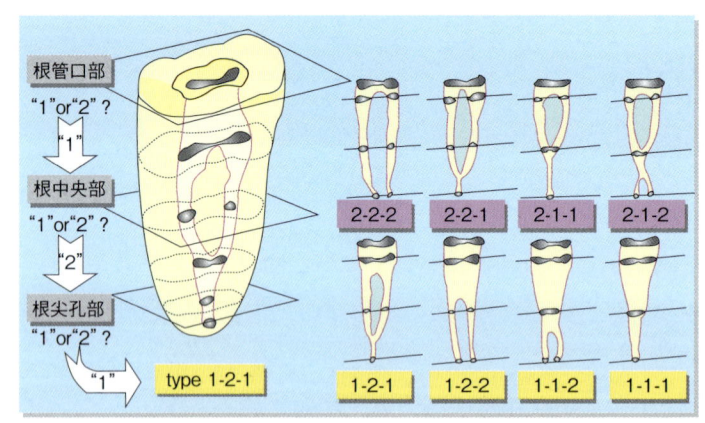

図 2-5 根管形態の臨床分類（加藤の分類, 2001）[9]
主根管分岐状況に基づく分類.
◆根管処置手順に沿い, 歯根単位に「根管口」「根管中央部」「根尖孔部」の3カ所で判定した根管数を連ねて, タイプ名とする.
◆基本的には「2-2-1型」のように「1」と「2」の組合わせとなる. 希な3分岐の場合は「3」を含める.
例1) type 1-1-1：単純根管
例2) type 1-1-2：低位完全分岐根管
例3) type 2-2-1：高位不完全分岐根管

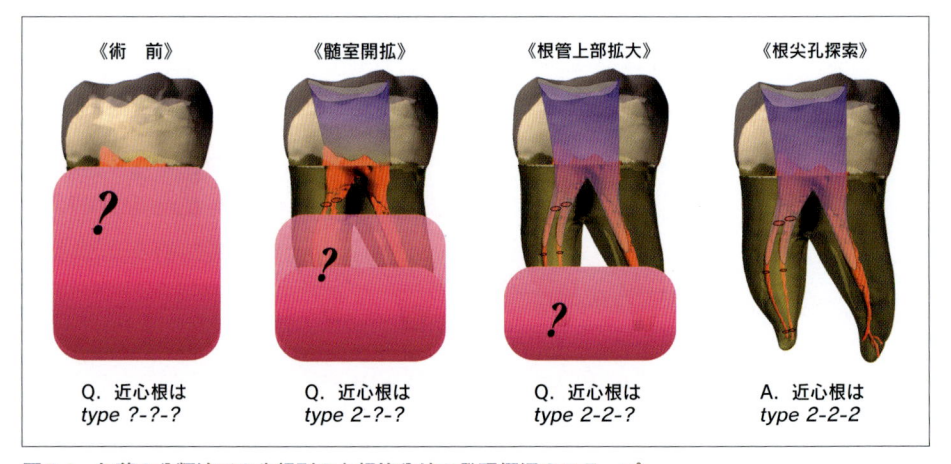

《術前》 Q. 近心根は type ?-?-?
《髄室開拡》 Q. 近心根は type 2-?-?
《根管上部拡大》 Q. 近心根は type 2-2-?
《根尖孔探索》 A. 近心根は type 2-2-2

図 2-6 加藤の分類法での歯根別の主根管分岐の発現概況のステップ
根管処置手順に沿い, 歯根単位で「根管口」→「根管中央部」→「根尖孔部」の3カ所で判定した根管数を, 連ねてタイプ名とする.（© courtesy of Brown and Herbranson Imaging/eHuman)[1]

Part 1 根管形態の把握——情報収集と解析

たとえば「奥村；低位不完全分岐根管」「Vertucci；type Ⅳ」「Weine；type Ⅱ」に相当する根管は，ほぼ類似の形態分類区分である．これらの分類呼称（タイプ名）を耳にするだけで，根管形態を「イメージ」することは容易であろうか？　この形態を言葉で表現すれば，『根管口部が扁平で，歯頸部より少し根尖寄りで2根管分岐し，根尖部で1根管に合流し1根尖孔の根管形態』である．この形態は「加藤の分類：type 1-2-1」に相当するが，主根管の分岐状況を「イメージ」するのは他の分類法よりも遙かに容易であると思っている．

　また処置当初の初期判定でのタイプ名を，その後の処置進捗に従って補正するのも合理的に行える．たとえば模式図で示した図 2-2 のような根管の場合，全形をみれば「type 1-2-2」と診断されるだろう．図の「スライス1」で認められる二つの根管経路をつなぐイスムス（峡状部）が，「スライス2」レベルを越えて存在し，根管の拡大清掃処置の進捗に伴って根管上部1/2が扁平1経路となったならば，臨床分類は「type 1-1-2」と修正する．根管切削処置が一段落したあと，再び主根管分岐を確認することが重要である．実際，上顎第二大臼歯近心根のように扁平1根管の「type 1-1-1」と判定されることが多い歯種では，根管拡大操作後に再度根管壁を触知し探査してみると，根尖孔部での2分岐を発見し「type 1-1-2」と判定修正する症例も少なくない．

　根管の局所診断を，処置のなかで随時行う臨床分類は，術者に「相手」である根管形態探索の姿勢を保たせる効果もある．無論これには根管発現率が知識ベースとして必要である．解剖学的なデータ概要を表 2-1 に，それを基にした主根管分岐発現概況のイメージ図を図 2-7 に示した．

「知彼」――根管彎曲の捉え方

　根管分岐の分類に加えて，「根管は曲がっている」，根管彎曲という切り口から臨床診断が必要である（図 2-8）．

　「根管は曲がっている」から，主根管の処置の「どこで」彎曲しているかを判定することが必要である．処置経路のなかで彎曲が発現しやすい場所を認識する．

　根管のみならず髄室開拡窩縁からの根管処置経路を通しての彎曲に関しては，（1）髄室側壁部，（2）根管口部，（3）根中央部，（4）根尖孔部の彎曲，に区分（図 2-9）してチェックを行う．

　彎曲度は，歯冠側経路と根尖側経路が成す角度で表わす Shneider の方法

表 2-1　各歯根の主根管分岐の概要 [6, 9, 10, 12, 15〜18]

歯種			根管分岐の概要	ワンポイント
上顎	中切歯		・単根管	・約10%で歯根中央唇面に管外側枝が開口
	側切歯		・単根管	・歯内歯，円錐歯，斜切痕の好発歯種
	犬　歯		・単根管	
	第一小臼歯		・ほとんどが2根管に分岐	・単根管は極めて稀．どこかで主根管分岐
	第二小臼歯		・扁平な単根管が約40%	・1根管口のうち約10%が根尖側で2根管分岐
	第一大臼歯	近心頬側根	・2根管に分岐：約50%	・2根管の8割が歯根中央より歯頸近くで完全分岐
				・2根管口の約3割が不完全分岐根管
		遠心頬側根	・単根管	
		口蓋根	・単根管	
	第二大臼歯	近心頬側根	・約20%が高位で2根管に分岐	
		遠心頬側根	・単根管	
		口蓋根	・単根管	
下顎	中切歯		・2根管に分岐：約15%	・すべての歯根で2根管分岐の可能性がある
	側切歯		・2根管に分岐：約20%	・根管中央付近以下で分岐するものが多い
	犬　歯		・2根管に分岐：約5%	
	第一小臼歯		・2根管に分岐：約18%	
	第二小臼歯		・2根管に分岐：約7%	
	第一大臼歯	近心根	・およそ3/4が高位で2根管に分岐	・扁平な単根管は約14%
				・根尖側での2根管分岐：約10%
				・稀に3根管：頬，舌側根管の間に根管口
		遠心根†	・およそ2/3が扁平な1根管	†：歯根数は2根が約77%
				†：遠心舌側根のある3根が約22%
	第二大臼歯	近心根*	・およそ1/2が高位で2根管に分岐	・扁平な1根管：約34%
				・根尖側での2根管分岐：約9%
		遠心根*	・多くが扁平な1根管	・根尖側での2根管分岐：約8%

*：下顎第二大臼歯が2根の場合の発現比率．
*：下顎第二大臼歯の約1/4が樋状根．

が汎用される．歯内療法の専門的認識では根管彎曲が25°以上の場合，高難度の症例として区分されている．臨床の主根管彎曲では，とかくX線写真で目に止まるような大きな彎曲だけに，注意力を奪われかねない．実際は目に止まりやすい大きな「角度」の彎曲よりも，「半径」の小さな円弧の彎曲

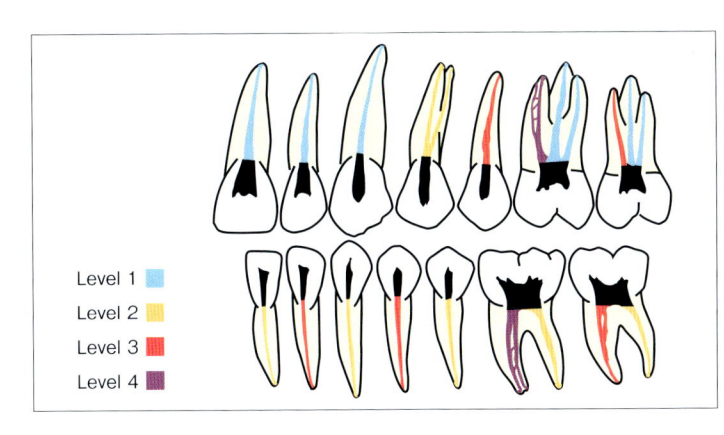

図 2-7　歯根別の主根管分岐の発現概況（加藤，2005.[14]）
表 2-1 で分岐発現頻度が低いものを Level 1 とし，最も高いものを Level 4 と 4 区分し，その概要を模式図化したもの．

Level 1
Level 2
Level 3
Level 4

「根管形態」を探る臨床診断～その 2
主根管はどこで曲がっているか
・「根管は曲がっている」から，主根管の処置の「どこで」彎曲しているかを判定．
・処置経路のなかで彎曲が発現しやすい場所を認識する．
・彎曲の有無・程度をチェックする箇所を定型化する．

図 2-8　臨床的な主根管彎曲の診断

(1) 髄室側壁
(2) 根管口部
(3) 根中央部
(4) 根尖孔部

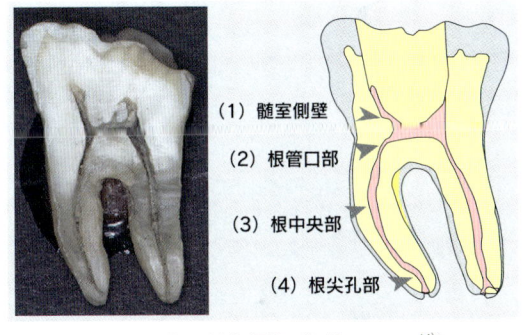

図 2-9　主根管彎曲の判定部位（加藤，2005.[14]）

のほうが，臨床的にはより困難である（**図 2-10**）．さらに前章で図説（図 1-11，12 参照）したように，臨床の X 線写真では観察できない頰舌的な彎曲のほうが，近遠心的彎曲よりも急角度な事例も少なからず発現するので，常に有無をチェックしなければならない（Chapter 7 で詳述）．

　まずは彎曲のチェック箇所を定型化することが，的確な局所診断の早道である．そしてなにより大切なのは，どんな根管に対しても，その形態が簡単だろうと期待して臨まないことである．処置当初に「単純な根管だといいな」と願うことは，術者の判断力を減弱させかねない．処置する歯種で最も複雑な形態を疑って診査し，自らの見落としの可能性を疑いつつ処置し，それでも結果的にはシンプルな形であったならば，ようやく安心するような臨床姿勢（**図 2-11**）が根管処置には必要であると思っている．

Chapter 2　根管形態バリエーションと臨床分類

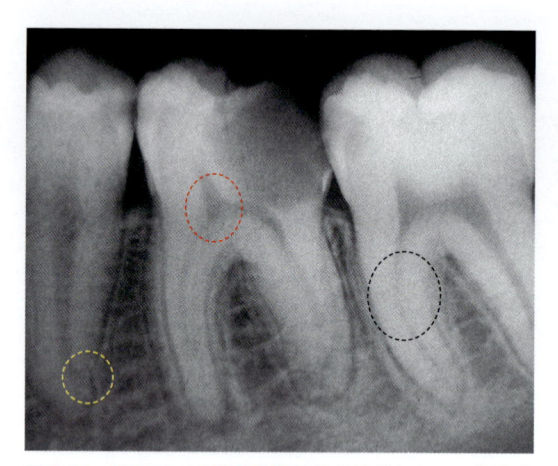

図2-10 注意すべき位置の経路彎曲はどれか？ 彎曲度が強いのはどれか？ 処置難度の高い彎曲はどれか？（加藤ほか，2000.[19])

>知彼知己 「根管形態」を知るための基本姿勢
> **根管の局所反復診査，診断の励行**
> ・複雑な根管形態を可及的シンプルに分類しようとしているか．
> ・根管形態の診査で，主根管分岐の可能性を常に疑っているか．
> ・根管彎曲を処置区分ごとにチェックしているか．

図2-11 根管形態を知るための基本姿勢

Column・歯根サロン—1

《3根の下顎第一大臼歯》

下顎第一大臼歯が3根の場合，臨床のデンタルX線写真では近心根と遠心根の間に遠心舌側根（＊）が写ることが多い．遠心舌側根の歯根長はさまざまで，歯根尖が根分岐部側に彎曲することが多いため，根管彎曲度も大きい．遠心舌側根には，術前X線写真で予測しにくい「急カーブ」が潜んでいる[20].

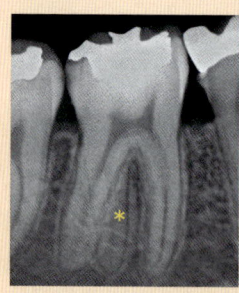

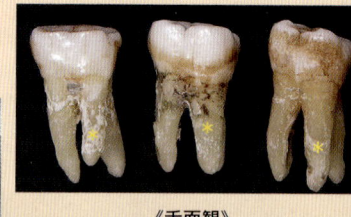

《舌面観》

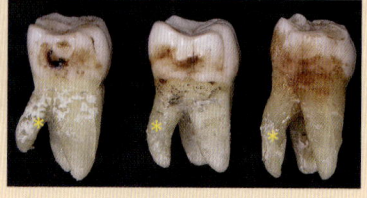

《遠心面観》

Part 1 根管形態の把握——情報収集と解析

Technique Tips 1　根管形態把握の武器

歯・歯髄腔の 3D-CG ソフト

　根管処置における戦術上まず知るべき「相手」は，複雑な「根管形態」である．最近，基礎研究用の極微小焦点 X 線 CT（マイクロ CT）による 3 次元コンピュータグラフィックス（3D-CG）など最新技術による基礎情報も加わり，正確な根管形態の 3 次元像を容易にイメージトレーニングできるようになった．

　PC 用 3D-CG ソフト（3D Tooth Atlas[1]）はサーフェスモード，歯質透過モード，歯髄腔摘出モードなどの描記設定ができ，自由に回転，拡大，断面観察もできる（現在，日本語版の販売は終了）．

　各歯種の根管形態の形態認識ならびに実践的局所診断能力のスキルアップに極めて効果的な ENDO のトレーニングツールである．

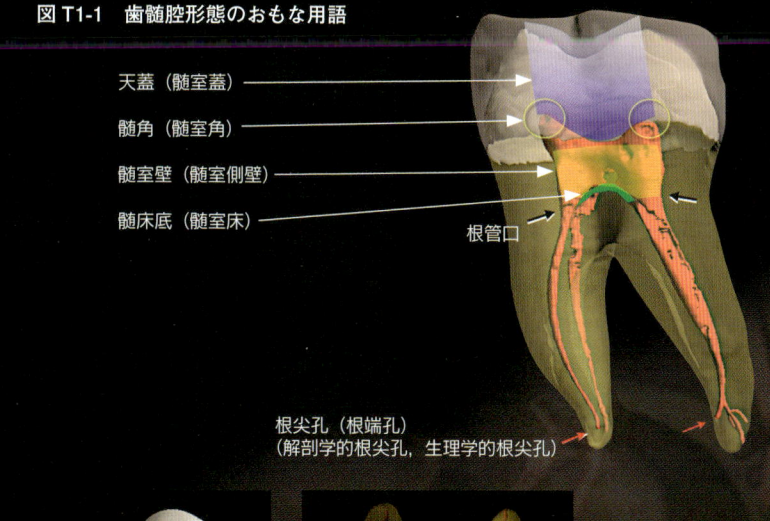

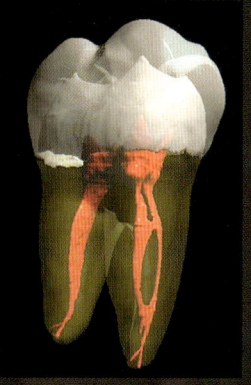

図 T1-1　歯髄腔形態のおもな用語

天蓋（髄室蓋）
髄角（髄室角）
髄室壁（髄室側壁）
髄床底（髄室床）
根管口
根尖孔（根端孔）
（解剖学的根尖孔，生理学的根尖孔）

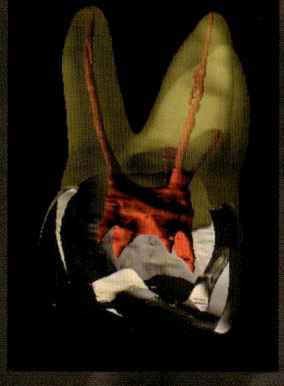

図 T1-2　下顎第一大臼歯　　図 T1-3　上顎第一大臼歯　　図 T1-4　複雑な根管彎曲

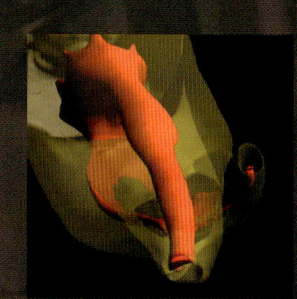

© courtesy of Brown and Herbranson Imaging/eHuman[1]

Chapter 3 X線画像からの根管形態情報抽出

Self Check 知己

歯根のX線「診断」実態チェック

Q1．根管口部で明瞭な根管像が歯根途中で薄くグレーにみえたら……．
「根管の石灰化・狭窄」を疑う→ Yes or No
Q2．歯根の概形ラインが歯根側面部で二重になっているようにみえたら……．
「歯槽硬線の肥厚」と読む→ Yes or No

ENDOの視点からのX線情報解析

　根管形態バリエーションへの対応として根管形態の分類判定をするには，X線画像情報，肉眼情報，触知情報の三つから解析を行い，根管局所診断の手順を進めていく．X線画像情報として歯科用コーンビームCTが利用できれば，根管の3次元的形態把握も容易だが，根管治療での通常利用には至っていない．まずは，標準型デンタルX線写真からしっかりと情報を汲み上げることができるように，画像解析能力を高めることが重要である．

　では基本的なX線写真画像診断（読像）の現状を冒頭「Self Check」の項目にそって，チェックしてみよう．まずQ1で「Yes；根管の石灰化・狭窄」と考えるなら，推定診断の幅を著しく狭めているといえる．たとえば，根管の臨床分類（p16，**図2-5**参照）の立体像をイメージしてほしい．それはどのようなX線画像になるだろうか．

　「type1-2-1」の根管は，根管口では単根管だが，歯根中央付近で二つに分岐し，根尖部で根管が合流して単根管の形態となる．頬舌的に投影された2次元画像で，根管口直下の根管は歯質との境界が明瞭な「ダーク」領域だが，二つに分岐した歯根中央付近では「グレー」領域，そして合流し単根管の根尖側部では再び境界が明瞭な「ダーク」領域として観察されることになる．

　図3-1の抜去歯のX線像でみると，近遠心像（**図3-1b**）の歯根中央部の2根管分岐部分では「中州」にあたる象牙質の影響と，頬側根管と舌側根管の経路の投影方向のわずかなズレによって，頬舌投影像（**図3-1a**）の不鮮明な「グレー」領域（†）を成立させていることが，3D-CGと照らしあわせると理解できるだろう．

Part 1　根管形態の把握――情報収集と解析

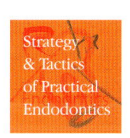

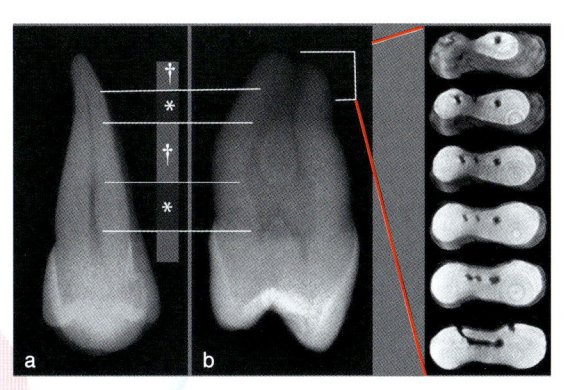

図3-1 上顎第一小臼歯のX線像（a, b）とマイクロCTによる3D-CGのスライス画像（c）（加藤, 1999.[21]）
頬舌投影（a）の根管像で，相対的にグレーの領域（†）は，近遠心像（b）でみると2根管に分岐している．根管の根尖側1/3の暗い領域（＊）で，扁平1根管になった後，さらに根尖部で三つに分岐しているのがCG像から判定できる．

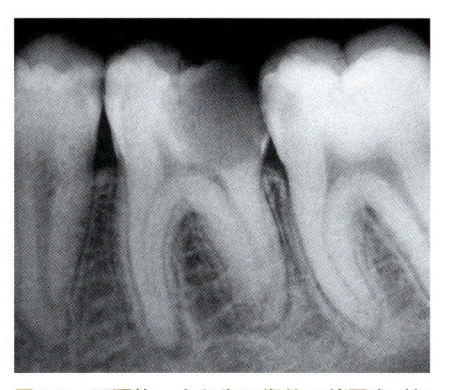

図3-2 下顎第一大臼歯の術前X線写真（加藤ほか, 2000.[19]）
わずかに近心から投影されている．近心根の所見から，根管形態をどのように推定できるだろうか？ 黒線の境界を何本を読像し，3次元情報として解析できるだろうか？

　要するに濃淡の変化，「ダーク」から「グレー」になった場合，根管の石灰化・狭窄と断定するのではなく，根管分岐の可能性を予測するのが根管読像の基本である[22, 23]．

　次にSelf Check Q2の「歯根の概形ライン」についてで答えが「Yes」または「わからない」ならば，現状では歯根概形とX線像の関係という最も基本的な部分での理解が不足していることになる．図3-2の臨床例の下顎第一大臼歯の近心根では，歯根の周囲に幾本もの黒線がみられることが多い．これを細めの歯根概形と歯槽硬線の肥厚と間違える可能性もあるが，歯冠の辺縁から歯頸部〜根側〜根尖へと丁寧にたどれば，歯根概形ラインを確認できる（図3-3）．

　以上を踏まえて，デンタルX線写真の2次元像から3次元的な主根管分岐を画像診断する読像ポイントを整理してみよう．

主根管分岐のX線画像診断

　主根管形態は，当然ながら歯根の解剖学的形態に強く関わっている．主根管分岐の読像・画像診断では，「歯根面ライン」の画像情報に「根管像の濃淡」を加味して主根管分岐を推定診断することが読像の要である[22]（図3-4）．

　「歯根面ラインの推移」では根尖端の単・複と歯根側面の画像から判定する．根尖端の画像判定はシンプルで，根尖端が二つならば，根尖部での主根管分岐の確実性が極めて高く，一つならば分岐の有無は不確定情報にとどまる．

Chapter 3　X線画像からの根管形態情報抽出

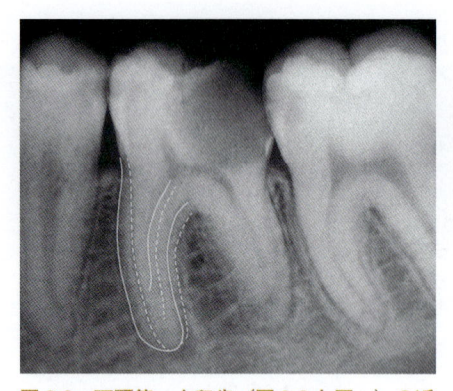

図3-3 下顎第一大臼歯（図3-2と同一）の近心根概形ライン描記（加藤，2005.[22]）
歯根の輪郭は歯頸部からたどると確実．やや偏近心投影なので「実線」が舌側豊隆部と舌側根管，「破線」が頬側根面豊隆部と頬側根管である．第二大臼歯近心根との違いに注意．

知彼知己　「根管形態」を探る口内法X線画像解析
X線画像の「濃淡」と「境界」の判定が根管形態の判定の《鍵》
・歯根の概形ラインをチェック．
・根管の見え方（X線透過性）の変化をチェック．「ダーク」域と，移行的なX線不透過性気味の「グレー」域を鑑別

図3-4 根管形態をX線画像から読み解くポイント

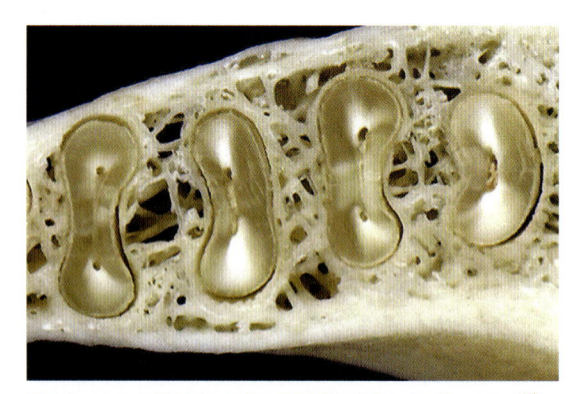

図3-5 ヒト下顎大臼歯部の顎骨水平断面（加藤，2005.[22]）
左から順に第一大臼歯近心根，同遠心根，第二大臼歯近心根，同遠心根．それぞれどんなX線像を結ぶか図3-6を参考に想定してほしい（東京歯科大学解剖学講座提供）．

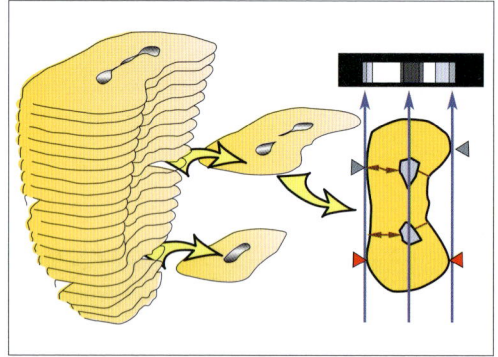

図3-6 歯根立体像とX線像の成立（加藤，2005.[22]）
歯根は近遠心的に圧扁しており，中央に根面溝があると，歯根の豊隆部と陥凹部の配置によって像に濃淡が出る．歯根で濃淡のラインとして識別できるのは根管，根面豊隆部，根面溝．

　　　歯根側面の画像からは根面溝の有無を判定できる．**図3-5**の歯根横断面でも認められるが，根面溝の部位ではくびれているために主根管が分岐している可能性が高まる．そしてX線画像では「歯根面ライン」が二重の濃淡境界として読像できる（**図3-6**）．この「歯根面ライン」を，**図3-7**で示したように単線（Sigle line：S）と重線（Double line：D）かを判定し，四つに分類し主根管分岐の診断情報とする．
　　　歯頸付近から根尖部（Apex：AP）まで歯根全周が二重線様になっている《D-AP》型の場合，完全分岐2根管の「type 2-2-2」の可能性が高く，診断情報の価値が高い．これに対して《S-D》型は，多様な主根管の分岐・合流

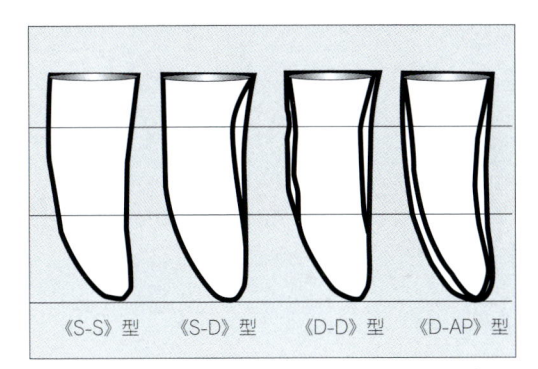

図 3-7　X 線的根面ラインの分類（加藤，2005.[22]）
根中央部と根尖部で概形線が単線（Single：S）か重線（Double：D）かをみる．根尖端を含むならば「D-AP」型
《S-S》型：「1-1-1」型根管が主．「1-1-2」型に注意
《S-D》型：根管口が多く根管形態は多様．要注意型
《D-D》型：2 根管口が多いが根尖部での癒合には注意
《D-AP》型：「2-2-2」型が主．「1-2-2」型も発現

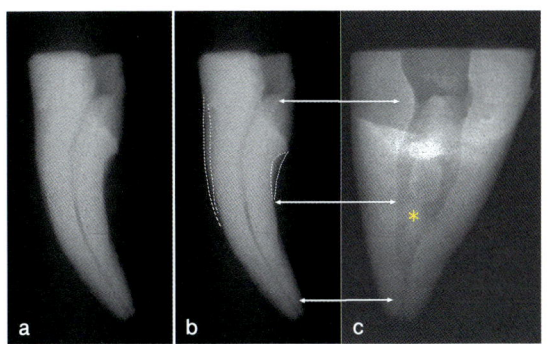

図 3-8　下顎第一大臼歯近心根のX線写真（加藤，2001.[9]）
左の頬舌（B→L）像で画像診断する．根管は中央まで「グレー」，以下が「ダーク」，歯根外形は近遠心に「グレー」域（破線）がある《D-D》型．根管口から歯冠側 1/3 が 2 根管，根中央付近で合流し 1 根管，根尖側 1/3 は根管口部より明瞭なので，1 根尖孔を想定．「2-2-1」型根管の判定．近遠心（M→D）像（c.）の歯根中央の根管合流部（＊）の広さが特徴的．

の可能性があるため，根管形態の推定診断が難しい．逆にイスムスや根尖部彎曲など処置操作上の困難性が高いことを示唆するタイプともいえる．

「根管像の濃淡」は前述のように，根管が「ダーク」域だけか，主根管分岐を疑わせる「グレー」域を伴うかを読像し，判定する．**図 3-1** でみられるように，根管の分岐部では「中州」にあたる象牙質で，頬舌像の根管は不鮮明になっている．**図 3-8** の《D-D》型の歯根でも，近遠心像（M→D）の根尖側 1/2 に幅広の扁平 1 根管領域が存在している．この部が 1 根管状況と術前に想定できるなら，根管の治療計画に対処を組み入れることだろう．

図 3-3 の臨床例は，術前 X 線写真から近遠心根ともに《D-AP》型なので，それぞれ完全分岐 2 根管の「type 2-2-2」を想定して処置したところ，4 根管だった（**図 3-9**）．抜去歯の実体像と X 線画像でトレーニングすれば，「イメージ」構築と診断能力を強化することができる（**図 3-10**）．

以上，根管形態を推定診断するための視点と手法について述べた．臨床の実際で主根管の見落としなく処置をするには，術前 X 線写真から事前にある程度の幅をもって推定診断し，処置のステップが進むごとに局所診断を繰り返しながら，確定診断にいたるという姿勢・習慣づけが大切である．**図 3-11** に示した臨床例で総合的な要点確認をしてほしいと思う．

いずれにせよ，各症例をいきあたりばったりの「戦い」にすることなく，定型的に上記のプロセスを実地すれば，限定的な 2 次元情報からであっても根管形態の推定診断の精度は向上するだろう．

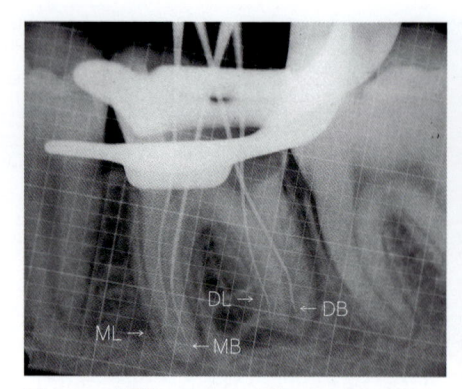

図 3-9 下顎第一大臼歯（図 3-3 と同一症例）根管長測定時の X 線写真（偏近心投影像）（加藤，2000.[22]）
近心根の術前の根面ラインは《D-AP》型．根管経路探索で完全分岐「type2-2-2」であった．
ML：近心舌側根管，MB：近心頰側根管，DL：遠心舌側根管，DB：遠心頰側根管．

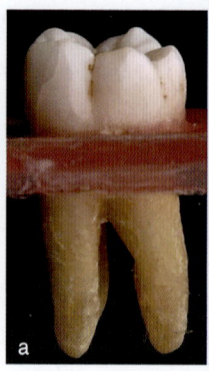

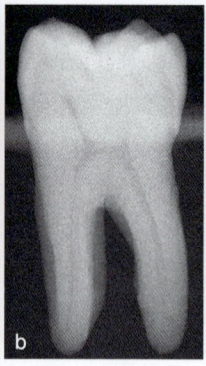

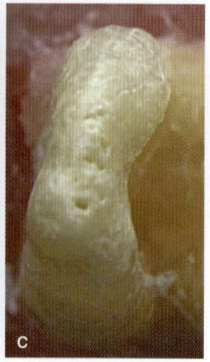

図 3-10 下顎左側第一大臼歯の頰面観写真（a），頰舌投影の X 線画像（b），近心根〜根分岐部の根尖側面観（c）
実体写真（a, c）で近心根の分岐部側の根面溝が観察できる．X 線写真では，根面溝の凹み部分から分岐側の最豊隆部までが「グレー」域．根面ラインは近遠心根面から根尖まで二重線の《D-AP》型．根尖孔は複数認められるが，臨床で処置されたなら完全分岐「type2-2-2」として扱われる可能性が高い．

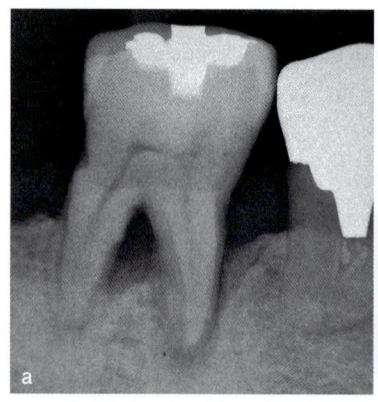

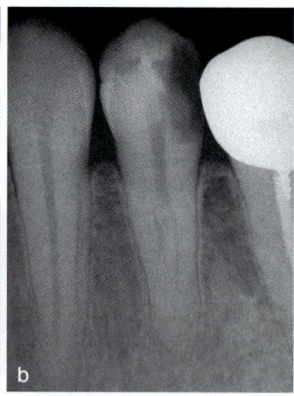

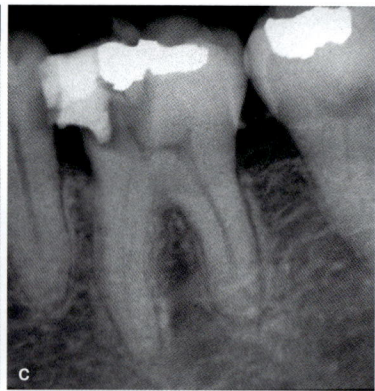

図 3-11 抜髄処置が必要な症例の術前 X 線写真
a：下顎右側第一大臼歯（加藤，2015.[4]），b：下顎左側第一小臼歯（加藤，2005.[22]），c：下顎左側第一大臼歯．各歯の歯根と根管はそれぞれどのような形態をしているだろうか？ 歯種の特徴の知識，歯根外形ライン，根管の読像から推定診断してみてほしい（各症例とも後の章で処置経過を呈示）．

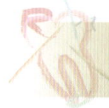

根管処置に役立つ術前 X 線写真撮影法

　　根管処置開始前の歯髄腔形態や歯軸傾斜の把握は，術前の口内法標準型 X 線写真による 2 次元的情報に頼るところが大きい．髄腔の局所形態を的確に画像診断するためには，撮影方法への配慮が重要となる[24, 25]．特に臼歯部では，多くの情報を抽出できるようできるだけ正放線投影で平行法撮影を行いたい．

　　デンタルフィルム（あるいはセンサー）の撮影時の位置づけのために，各

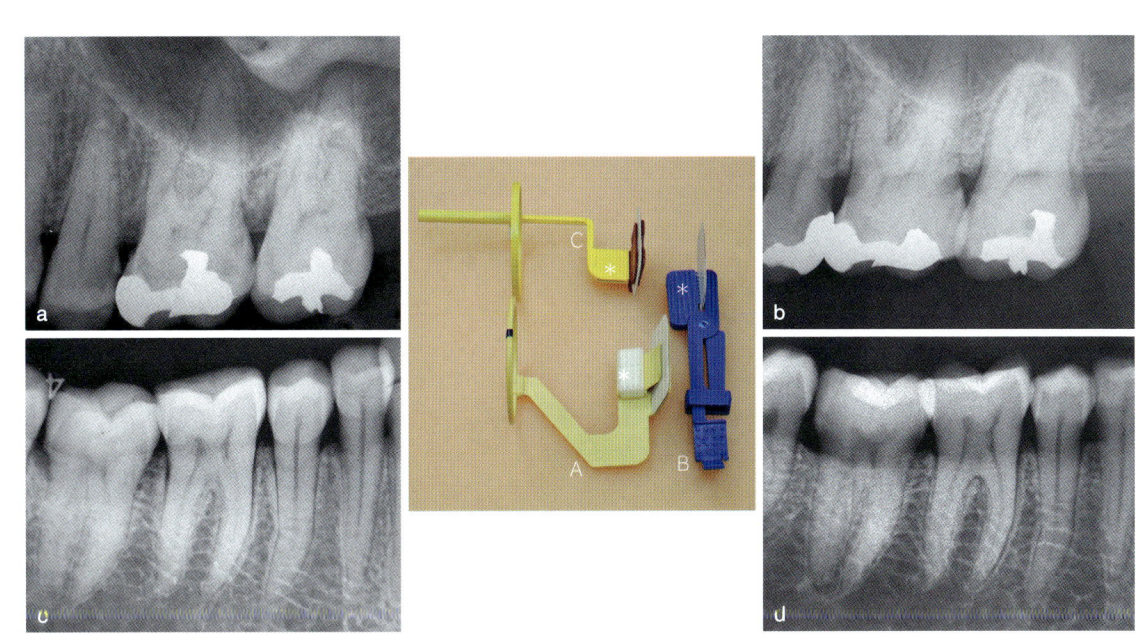

図3-12 撮影用インジケーター（フィルムホルダー）の形態によるX線画像情報の違い（加藤ほか，2006.[25]）
同一歯列でも，インジケーターのバイト部（＊）に対しフィルムホルダー部分が鈍角の器材（A）で撮影した画像（a，c）は，平行法撮影が可能なフィルムホルダー（B）を使用した画像（b，d）に比較して，抽出可能な形態情報の量，質ともに明らかに少ない．特に髄室の形態情報（広さ，髄角の位置，象牙質粒など）がa，cの画像では判然としない．

　種のインジケーターやフィルムホルダーが市販されているが，上顎臼歯部で利用価値がある器材でも，下顎臼歯部にはふさわしくない場合がある（図3-12）．現在臨床で各自が採用されている術前写真の撮影方法，応用器材の特性等を確認して利用しなければ，髄腔形態を把握する「武器」を活用できていないといえよう．「相手」も不明で，自分が情報を得られていないことも理解していないというのは，「孫子の兵法」が指摘する「不知彼不知己」そのものといえよう．

　また，全顎診査等で撮影された断層式パノラマ撮影法（パノラマ写真）にも読像可能な情報は多くあるものの，根管処置上に必要な歯根や歯髄腔の情報が抽出困難となる可能性が高い（図3-13）．近年のデジタル・パノラマ写真の画質向上は著しいが，処置操作上の「相手」を知るにはデンタル写真の情報が欠かせない．しかし，図3-14のX線写真のように適切な正放線投影が行われていないと，撮影意義は損なわれる．フィルムインジケーターの選択ミスや，照射方向の設定エラーがないように確認を怠らないようにしたい．なお偏心投影法は，根管とその経路を見極める有力な「武器」となるが，術中での撮影価値が高いので後述する．

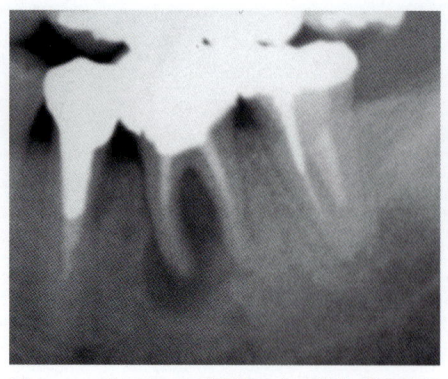

図 3-13 パノラマX線写真から下顎左側臼歯部をトリミングした画像（加藤ほか，2006.[25]）
下顎左側第一大臼歯の根尖部〜根分岐部の透過像を認める.

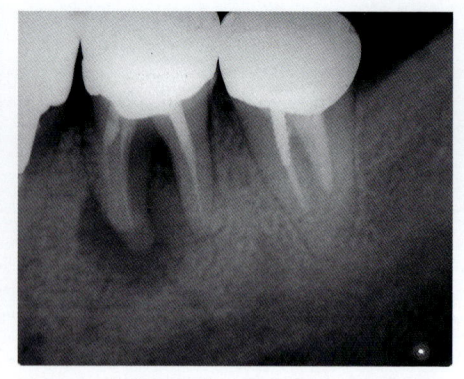

図 3-14 左（図 3-13）と同一症例の下顎左側大臼歯部のデンタルX線写真（加藤ほか，2006.[25]）
正放線投影されておらず照射方向の近心側から偏心と上下的なあおりが像の歪みを生んでいる．しかし歯根概形や根管充塡の状況など，根管処置上に有用な情報量は格段に多い．

Column・歯根サロン—2

《上顎第一小臼歯の根面溝》

2根性の上顎第一小臼歯の頰側根には，ときに分岐部側に根面溝（▲）がみられることがある．この歯種に発現する3根のものとの境界型だろうが，通常のデンタルX線写真では判定不能である．根管処置時以上に支台築造用のポスト形成では分岐部穿孔のリスクが考えられる．2根性の上顎4番のポスト形成は舌側根管のみを利用する方が安全性が高いだろう．

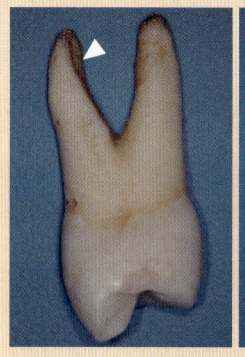

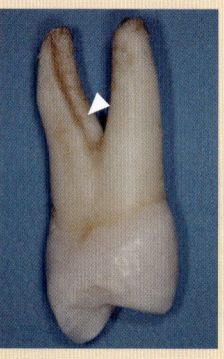

Part 1　根管形態の把握——情報収集と解析

Chapter 4 根管形態の探索 ——根管口から「診る」

Self Check 知己 根管口形態の情報認識を自己チェック

Q1. 根管口から下の根管は肉眼では観察できない．
  → Yes or No
Q2. 根管口形態の診査ポジションを意識している．
  → Yes or No
Q3. 下顎第一大臼歯の近心根の根管口の数は大部分が二つである．
  → Yes or No

根管はどこまでみえるか

　根管処置について語られるとき，「根管はみえないから……」という言葉がさまざまな場面で登場してきた．近年の手術用実体顕微鏡の普及に伴い，そうした表現を目にする機会は少なくなったが，一般的な診療環境では，やはり「根管はみえない」と感じている歯科医師も多いだろう．しかしながら，ではいったい根管はどこまでみえて，どこからみえないのだろうか．また歯科医師はどれだけみるように努めているのだろうか．

　経験豊富な歯科医師ならともかく，臨床研修医のような若い歯科医師が「根管はみえないから……」と口にするとき，おそらくは根管をみようとする姿勢が不足している．少なくとも根管口はみえるはずだろう．まず冒頭に掲げた根管口形態認識の Self Check を行ってから，根管を「診る」ことを考えよう．

根管口部をきちんとみるために

　適切なポジショニングとライティングを工夫すれば，通常の診療環境でも根管の中央付近まではみることが可能である．髄室内と根管口をみるのに適した体勢，ポジショニングやライティングを取ることが重要である．切削操作のポジションを切り替えて診査する意識が必要である．

　たとえば図4-1～3のように髄室がみえているつもりの診療姿勢がとられているならば，Self Check の Q1，2 は"No"となっているだろう．これらのポジションでの髄室開拡操作は臨床でよくみかけられるが，これらのポジ

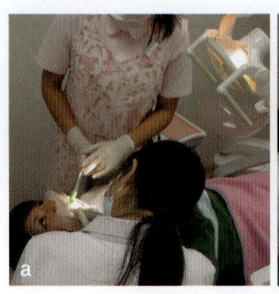

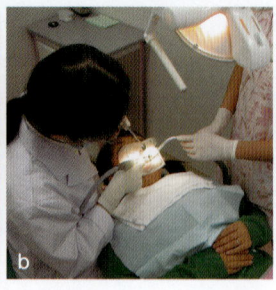

図4-1 上顎右側大臼歯部の髄室開拡時によくみられる診療姿勢（加藤，2005.[26]）
だが，このポジションで根管口はみえるだろうか？根管口を診察するポジションは同じでよいだろうか？

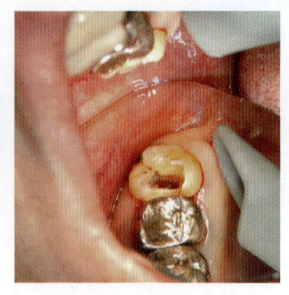

図4-2 図4-1のポジションに相当するアングルからみた髄室開拡窩洞例
ミラー像でも髄室側壁はみえるが，根管口は不明．

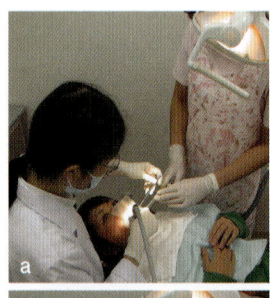

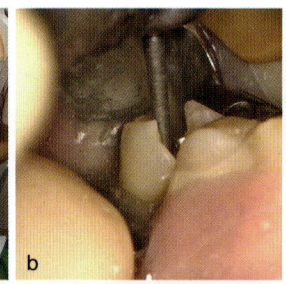

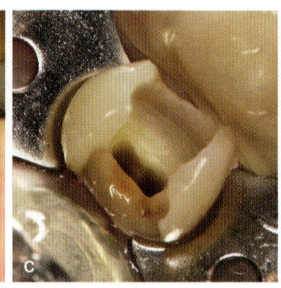

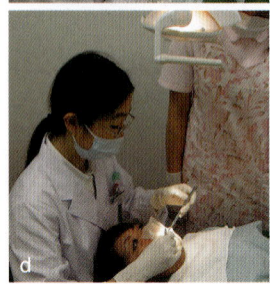

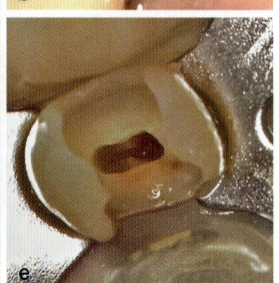

図4-3 下顎右側小臼歯部の髄室開拡を想定した診療ポジションと患歯の肉眼像（加藤，2005.[26]）
切削操作（a）の際にみている患歯（b）と同じポジションで，根管口を観察（c）すると根管口直下までしかみえない．歯軸方向に合わせたポジション（d）をとり，ミラーで根管に導光可能なライティングをすると，根管中央まで直視できる（e）ことが多い．

ションは根管口部から根管内をみるのには適当ではない（切削操作上からも問題を含んでいるが）．下顎大臼歯ですら髄床底全面を直視できていないことが多いのではないだろうか．上顎歯では図4-1のように覗き込んでも，髄室側壁ならともかく，開拡窩洞から根管口部，根管内部まで光を届かせてしっかりみるのは不可能である．髄室内～根管口を直視しようとする「みえているつもり」の姿勢になりかねない．潔く「上顎での根管直視は無理！」と諦めることが，根管口を「診る」のに有効なポジショニングの励行と器具の用法の第一歩につながる．

　根管口を「診る」ため基本は「下顎は直視，上顎はミラー像」である．そ

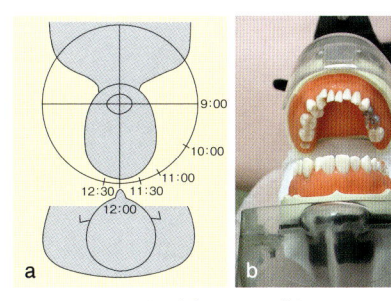

図4-4 術者基本ポジショニング（原ほか,1980.[27]）(a) と下顎歯列のみえ方（加藤, 2005.[26]）(b)
下顎歯の根管口確認は12：00のポジションからの直視が基本．左側臼歯では11：30，右側臼歯では12：30の位置がみやすい場合も多い．上顎歯の根管口は11：30前後のポジションから全歯種ともにミラー像で確認する[26]．

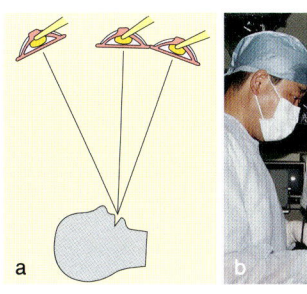

図4-5 診療台ライトの光軸セッティング（a）と手術用顕微鏡の光軸（b）（加藤, 2005.[26]）
根管口の標準ライティングは上下顎ともに直上．顕微鏡同様に視線と光軸をほぼ同軸にすると直視でも鏡像でもみやすい．後方は下顎歯で視線と光軸を揃え直視する場合や上顎大臼歯部で使用．

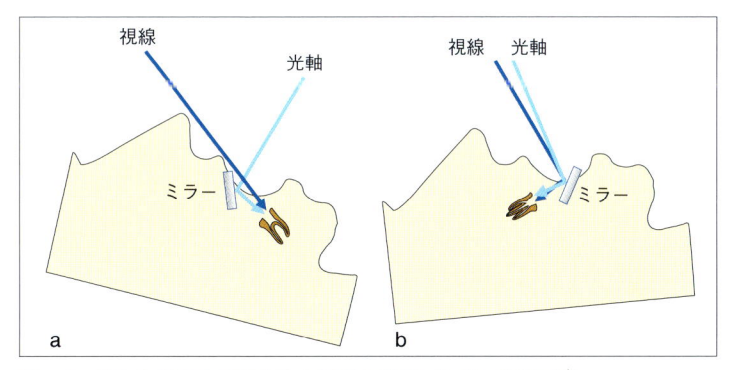

図4-6 髄室を観察する基本的な採光と視線（加藤, 2005.[28]）
a：下顎歯のミラーによる採光と直視観察，b：上顎歯のミラーによる採光と鏡像観察．上下顎によってユニット背板やヘッドレストの調整を行い採光のベストポジションを設定する．有効な採光経路を確保するには，ラバーダムで口唇・頬粘膜をしっかり圧排し，広い術野を確保することが前提．

のためのポジショニングを図4-4に，ライトセッティングを図4-5に，ミラーの導光を図4-6に示した．臨床の実際では診療台や術者の体型などの影響はあろうが，まず図4-3d，4-4，4-6のポジションから根管口の視診を始め，みえない場合はライトの位置，術者の位置を変え「みる工夫」をしてほしい（図4-7）．根管形成後であれば，手術用顕微鏡がなくとも，ほとんどの歯で根管口直下数mm（根管の中央部付近）までは視認することができる．一般的な診療環境でも，工夫すれば案外「根管はみえる」ことが実感できるだろう．

根管口がみえたあとには，「どうみたか」を根管口を含む髄室の咬合面観を描いておく．図4-8のような簡単な模式図が，今後の治療ステップの上から有効である．情報に値する模式図となるよう，まずは瞼の裏にしっかりと様子を焼きつけよう．歯冠と髄室形態を見据えたあと，目を閉じ，瞼の裏の

Chapter 4　根管形態の探索——根管口から「診る」

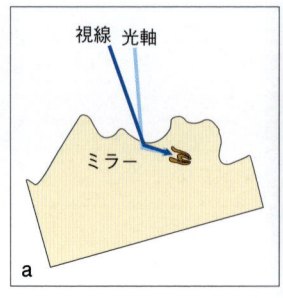

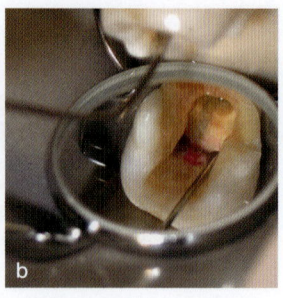

図 4-7 下顎大臼歯部で髄床底・根管口部が深く直視できない場合や根管中央付近の探索をする場合のポジショニング
a：ライト光軸と視線も手術用顕微鏡のように近似させて鏡像をみる．ヘッドレストを後傾させる．
b：aのポジションでの鏡像．近心根管口部と近心側壁の診査．

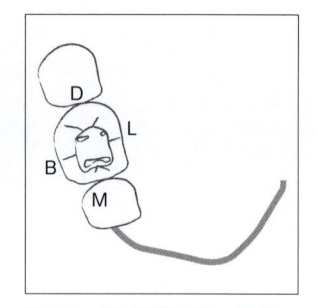

図 4-8 髄室開拡後，根管口配置を記録する模式図の例
もっと簡単に描記してもよい．根管長測定後には作業長決定の基準点も描き入れることになる（図 8-4 参照）．

残像で形態チェック後，再度，眼下の実像と比較して記憶して模式図を描くと，よいトレーニングになる．

　無論，手術用顕微鏡や口腔内ビデオ等の映像機器の環境が整っていれば，拡大画像で根管口部の精緻な診査情報の取得が，容易なことはいうまでもないだろう．しかし，眺めることができても，情報を引き出せるとはかぎらない．指導医の診療を見学している臨床研修医に髄室開拡後の患歯をみせ，歯冠と髄室内形態の模式図を描かせてみると，いかにみていないか，あるいはみるべきポイントを認識していないかが明らかになることも多い．

　以下では下顎第一大臼歯をもとに根管口形態について基本認識を再確認していく．

根管口から情報を引き出す

　全歯種の各歯根のなかで最もバリエーションの多いのが下顎第一大臼歯近心根であることは認識されているだろう．しかし，いざ臨床の場となると無意識に固定的な捉え方をしてはいないだろうか．冒頭の Self Check Q3「下顎第一大臼歯の近心根の根管口数は大部分が二つ」で迷うことなく「Yes」を選択したならば，この歯種の「複雑さ」を認識していながら，固定的なイメージで処置を行っている可能性がある．

　図 4-9 に示した観察方法による下顎第一大臼歯の根管口（図 4-10）と歯根中央付近横断面の根管形態のデータ[17]から，従前のイメージの適否を確認しよう．

　下顎第一大臼歯近心根の根管口の数は，表 4-1 のように一つで発現する率が 56.2% と半数以上を占めている．したがって「下顎 6 番の近心根は 2 根管

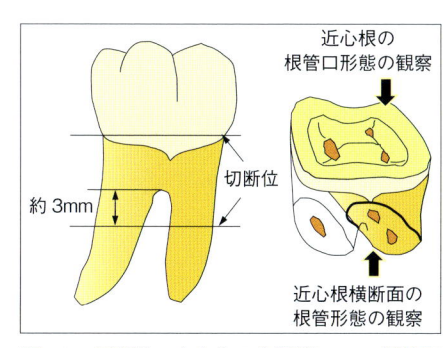

図4-9 下顎第一大臼歯の歯冠側1/3の根管形態の観察（石川ほか，1994.[17]）
髄床底レベルと根中央部横断面の二方向から根管形態を観察．

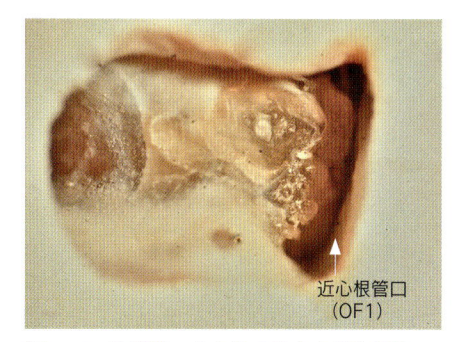

図4-10 下顎第一大臼歯の髄床底部と根管口
近心根管は1根管口（OF1）．

表4-1 下顎第一大臼歯（85歯）近心根の根管口数と根中央部横断面での根管数の発現率（石川ほか，1994.[17]）

		根管口数		
		1根管口（OF1）	2根管口（OF2）	計
根管数	1根管口（RC1）	19.2%	3.8%	23.0%
	2根管口（RC2）	37.2%	37.2%	74.2%
	3根管口（RC3）	0%	2.6%	2.6%
	計	56.2%	43.6%	100%

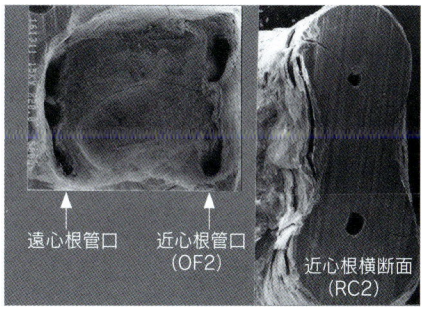

図4-11 下顎第一大臼歯の髄床底と歯根横断面のSEM像(1)（加藤ほか，2005.[22]）
近心根は2根管口で2根管．この「OF2-RC2タイプ」は近心根の典型的形態のようだが，発現頻度は4割弱．

口」ではなく，「近心根の半数は1根管口」なのである．さらに歯根中央付近の根管数は1根管が23%と1/4近くを占めている．このデータからすれば，根管の臨床分類[9]の「1-1-2」型や「1-2-1」型の該当歯の発現はかなりの頻度となり，近心1根管口のタイプは，まさに「下顎6番の普通の根管」の形態であることがわかるだろう．

根管口と根管横断面の形態と数は図4-10～15のようにさまざまである．図4-14のように髄室近心側壁の舌様の突出部が，根管口の頰舌的中央に被っている突き根管口形態の「有舌型1根管口」をどの程度認識されているだろうか．図4-16に髄室の根管口形態別の発現率を示したが，「有舌型1根管口」（OF1-c）の発現率は最も高く，下顎6番を代表する近心根管口形態として認識しなければならないといえよう．

では根管口形態を判定することにどのような意義があるのだろうか．図4-17に下顎第一大臼歯近心根の根管口数別の歯根中央部横断面での根管数

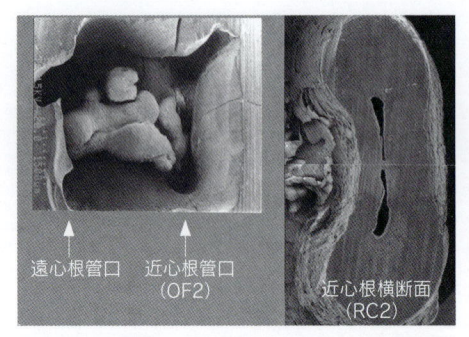

図 4-12 下顎第一大臼歯の髄床底と歯根横断面のSEM像（2）（加藤, 2005.[22]）
近心根は2根管口で2根管の「OF2-RC2タイプ」だが，根管は著しく扁平で頰舌的幅が大きい.

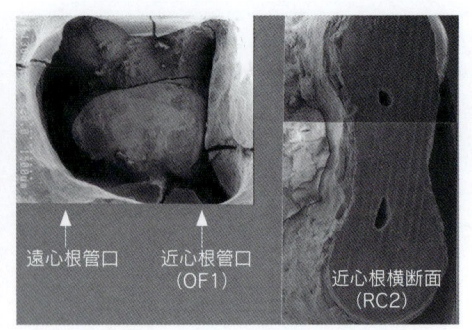

図 4-13 下顎第一大臼歯の髄床底と歯根横断面のSEM像（3）
近心根は扁平な1根管口で2根管の「OF1-RC2タイプ」．1根管口では最も発現頻度が高いタイプ.

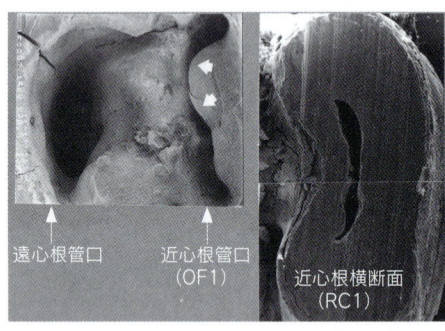

図 4-14 下顎第一大臼歯の髄床底と歯根横断面のSEM像（4）（石川ほか, 1994.[17]）
近心根は近心側壁が舌様に突出した1根管口で，1根管「OF1-RC1タイプ」．根管口形態では，この有舌型の発現頻度が最多.

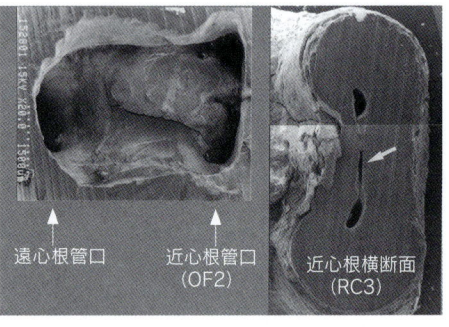

図 4-15 下顎第一大臼歯の髄床底と歯根横断面のSEM像（5）
近心根は2根管口で3根管「OF2-RC3タイプ」で極めて稀な形態．近心中央根管（矢印）は著しく扁平.

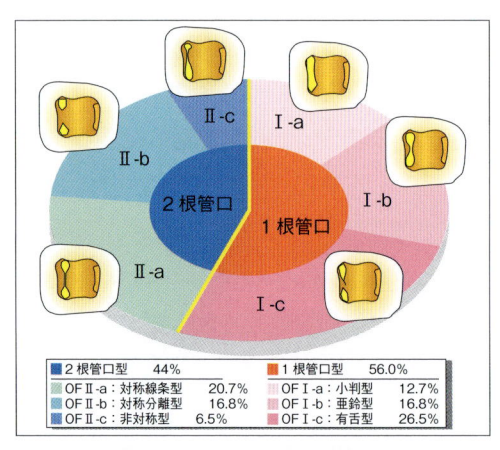

図 4-16 下顎第一大臼歯近心根の根管口形態（石川ほか, 1994.[17]）
1根管口の比率が半数以上．髄室側壁が被りこんで2根管様を呈するOF1-c型が約1/4を占めるため，下顎第一大臼歯は2根管との臨床実感を生む要因と考えられる.

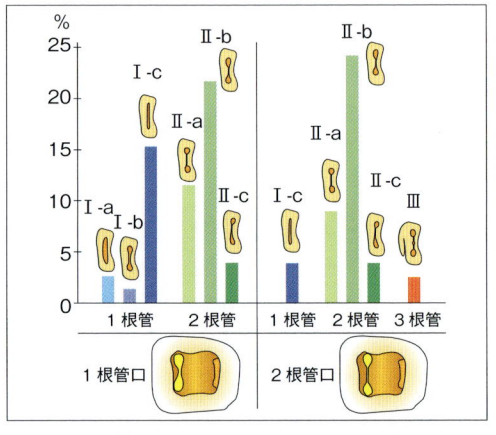

2根管口型 44%	1根管口型 56.0%
OFⅡ-a：対称線条型 20.7%	OFⅠ-a：小判型 12.7%
OFⅡ-b：対称分離型 16.8%	OFⅠ-b：亜鈴型 16.8%
OFⅡ-c：非対称型 6.5%	OFⅠ-c：有舌型 26.5%

図 4-17 下顎第一大臼歯近心根の根管口数別の歯根中央部の根管数発現率（石川ほか, 1994.[17]）
2根管口から根中央で1根管になる比率は極めて低い．1根管口は多様な根管形態に分かれている.

Part 1　根管形態の把握——情報収集と解析

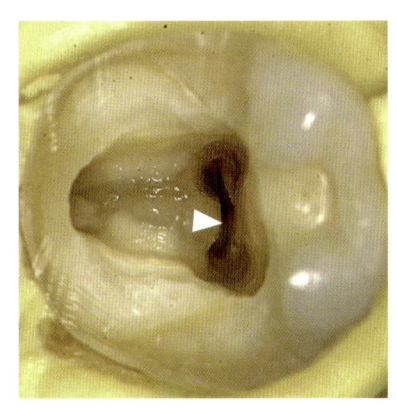

図 4-18 研修医が根管処置トレーニングに用いた下顎第二大臼歯（抜去齲蝕歯）（加藤，2005.[26]）
近心根は1根管口だが，頰側根管，舌側根管の2経路扱いで根管口部の切削処置後，残余の根管峡状部（イスムス：▲）を清掃．

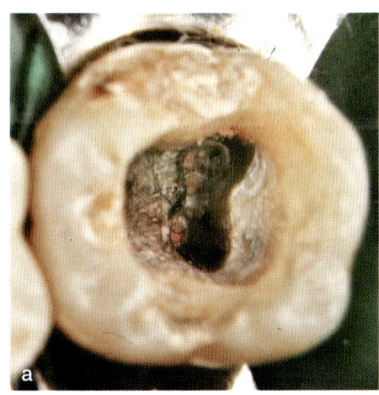

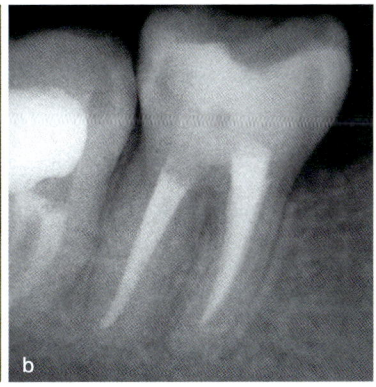

図 4-19 下顎右側第二大臼歯の近心根が type 1-1-2 の根管処置例
a：2根管分岐した根尖側 1/3 の根管充填を行った状態（ミラー像）．根管中央から根管口部はイスムスというよりも亜鈴状1根管の形態．b：根管充填後の確認X線写真．近心根概形は根尖まで二重線のD-AP型（根管充填の造影性も近・遠心にも二重線様の所見）．近心根の近心面，遠心面ともに根面溝の存在が示唆される．

発現率を示した．注意すべきは1根管口の場合で，極めて多様な根管横断面形態を呈する．**表 4-1** でも示したように下顎第一大臼歯の5本に1本は，近心根が1根管口で歯根中央部まで主根管が分岐せず扁平1根管で推移するのである．これらを2根管と思い込んで根管処置をすると広範囲の未清掃領域を残しかねない．逆に2根管口の場合は根中央で1根管になる比率は極めて低い．根管口が二つであると見切ることができたならば，大多数が「2-2-●」型として分類され，根管切削の処置方針は明快になる．

つまり1根管口と2根管口を比較すると，2根管口は作戦が立てやすく取り組みやすい相手，1根管口は多様な形態を包含する油断ならない相手である．根管口形態を診査し，それを的確に判定することは処置上重要である（図 4-18，19）．

Chapter 4　根管形態の探索——根管口から「診る」

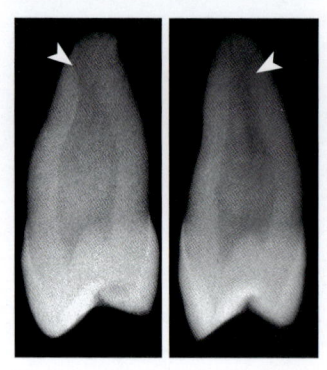

図 4-20　type 1-1-2 の上顎小臼歯
1 根管と思い込んで探査を怠ると，分岐（◁）を見落とすリスクが高い形態．

根管口を診る
髄室と根管口の情報収集の技法
・根管口をみるためのポジショニング
・歯根の中まで根管がみえるライトセッティング位置
・上顎歯は必ずミラー像で確認．下顎歯は必ずミラーで導光．
・根管口は一つの方が難敵．扁平で多様な分岐を覚悟．

図 4-21　根管口の診査技法の要点

　下顎第一大臼歯のみならず，簡単そうにみえる 1 根管口の歯根にも診断上の不確定要素を包含しているので，慎重な確認作業を反復することが大切である（図 4-20）．
　また逆に根管口がしっかりみえるからといって髄室開拡直後の見た目だけに頼ると判断を誤りかねない．根管口部は狭窄傾向にあり「根管は扁平で途中で広い」．根管口部は根管情報見落としを回避するように便宜的な切削操作を行い，根管局所での丁寧な探査を反復することが重要である．
　われわれが臨床で立ち向かう「相手」の入り口「根管口」が包含する情報の意義と，「根管をみる」自分の認識，探るためのポジショニング，ライトセッティングなどについて述べた．まずはしっかりと根管口を「みよう」とする意志と，そのための診査手法，技術をもち，それぞれの診療環境のなかで，「根管口を診る」技量（図 4-21）を高めなければならない．

Column・髄室サロン—1

《上顎第一大臼歯の髄室側壁》

上顎第一大臼歯の髄室診査の焦点は，約半数が2根管分岐する近心頰側根部．探査を阻むのが髄床底部～根管口上への髄室側壁の張り出し（＊）である．近心側壁のわずかな張り出しタイプ（a, b）なら超音波チップによる除去を，側壁が髄床底を覆うタイプ（c, d）では回転切削具も併用して除去せざるを得ない．髄床底を傷つけないよう注意すること！

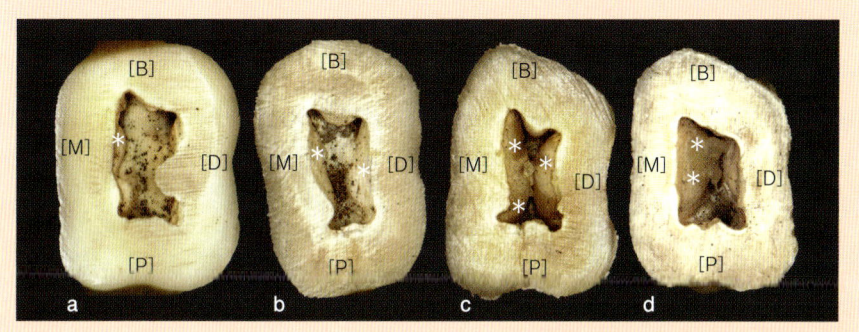

(加藤，2015.[4]，加藤，2005.[26])

Chapter 4　根管形態の探索——根管口から「診る」

Part 2 根管処置での切削操作——設計と実践

Chapter 5── 髄室開拡の技法──切削指標と手順
Chapter 6── 根管形成の設計と根管口部の施工
Chapter 7── 根尖孔への道──経路探索の基本
Chapter 8── 根管形成のための作業長設定
Chapter 9── 根尖側 1/2 の根管形成と切削指標

根管処置での切削戦術──指標と設計

　Part 1 では処置の場となる「根管」の捉え方，その形態の「イメージ」構築，X線画像や実体像からの情報収集・判定法などを整理した．それらを足掛かりにして，Part 2 では抜髄時の根管処置のような Initial treatment での切削技法について述べていく．

　基本方針として，根管切削の各ステップで拠り所となる臨床指標をできるだけ明確にし，切削域の設計方針と切削の実践戦術は可及的に詳細に解説することを目指した．

　実践での「武器」となる切削機器に関しては，いずれの臨床研修環境でも使われるような標準的器材での使用法を中心とした．近年の新しい切削システムなどは限定的な呈示にとどめるようにした．

根管切削の基本構想
（加藤ほか，2000.[1]）

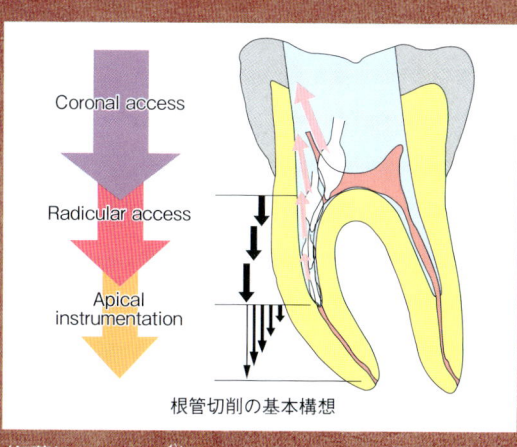

Chapter 5 髄室開拡の技法 ——切削指標と手順

Self Check 知己　髄室開拡の現状と実態チェック

Q1. 臼歯部では最初に咬頭削去し咬合面を平坦化してから開拡する
― Yes or No

Q2. 歯軸方向がわかるように髄室開拡窩洞を形成している ― Yes or No

Q3. 臼歯部では髄室中央付近に穿孔し，そこから天蓋除去を進める
― Yes or No

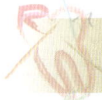

髄室開拡の基本原則

　根管処置最初の切削ステップである髄室開拡は，多くの先人達が述べているように根管処置全体の成否をも左右する極めて重要なステップである[2, 3]．髄室開拡の窩洞形成（access cavity preparation）は，根管口を明視でき，歯冠側から根管内に処置用器具がスムースに直達できるような経路確保（coronal access）の切削処置である．その窩洞形態は歯髄腔形態の歯面への投影形態に切削するのが基本原則[2〜5]である．

　図5-1は，髄室に造影剤を詰めた歯冠部のX線写真である．このような画像は通常の臨床では得られないので，髄室形態の適切なイメージと切削指標を明確にしなければ根管へのスムースなアクセスの確保はできない．合理的な臨床手順について，上記の「Self Check」を糸口に考えてみよう．

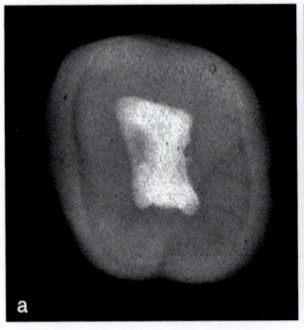

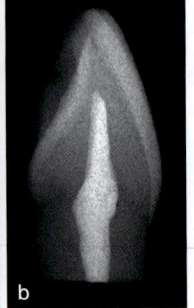

図5-1　髄室に造影剤を填塞して撮影した歯冠のX線写真
a：上顎左側第一大臼歯の咬合面軸位投影．b：上顎中切歯の近遠心投影．原則に沿った髄室開拡窩洞の設計が「イメージ」できるだろう．

Part 2　根管処置での切削操作——設計と実践

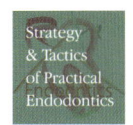

髄室開拡 (access opening) の基本原則

目　的：根管口が明視でき器具が直達できるようにすること．
方　法：髄室形態を歯軸方向の歯面（咬合面あるいは舌面）に投影した形を基準とし，髄室の天蓋を切削除去すること．

図5-2　髄室開拡の基本原則

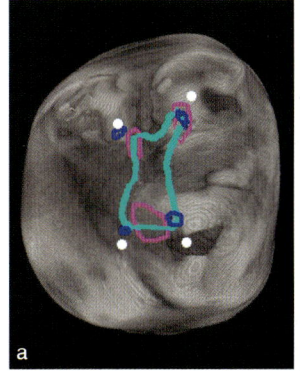

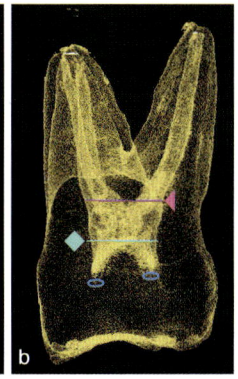

図5-3　マイクロCTによる上顎右側第一大臼歯3D-CG（加藤，2005.[6]）
a：咬合面に歯髄腔形態を投影．b：透過CGに投影したスライスレベルを表示．a上の「○」を結ぶ範囲は，根管口（bの▲レベル）を含み，髄室（hの◆レベル）と髄角を含む解剖学的背景から合理的でミニマムな髄室開拡窩洞の外形線といえる．

図5-4　臼歯部の歯軸傾斜（Burrch, 1971.[7]）より作成）
義歯人工歯配列や歯冠補綴の際だけでなく，髄室開拡でも「歯軸」を十分に意識して処置を行えばエラーを可能な限り防止できる．正常な歯列であっても何気なくみないで，上顎の歯軸頬側傾斜と下顎の舌側傾斜，上下顎の近心傾斜程度の確認を励行したい．

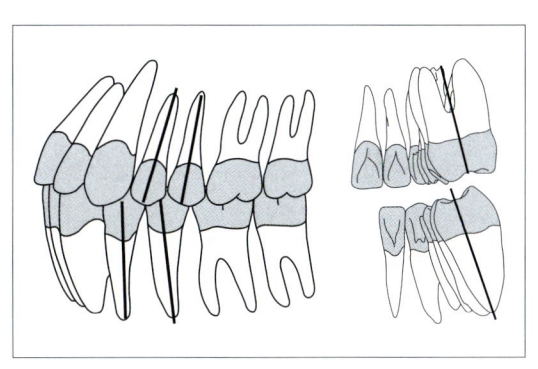

「歯軸」——髄室への水先案内人

　　臼歯部の窩洞外形は，基本原則（図5-2）で挙げたように髄室形態を咬合面方向へ投影したラインが基本となる（図5-1a，3）．髄角をすべて含め天蓋を除去するが，導光と視認性を向上させ，器具の挿入を容易にするため，近心窩壁の外開きを強めにする．また，臼歯部では髄角直下部の方が髄角頂点よりも一まわり外側に広いことが多いため，同部がアンダーカットにならないように窩洞外形を修正する．

　　ところで，投影する「軸」は何だろうか？　臼歯部では明快に「歯軸」方向であるといえる．だが，仮想線ゆえに臨床では，その歯軸傾斜（図5-4）を意識せず切削する向きも多いのではないだろうか．

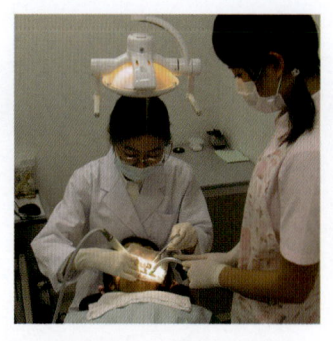

図 5-5　下顎左側大臼歯の髄室開拡のポジション
術者 12 時の位置，ライト直上で直視．

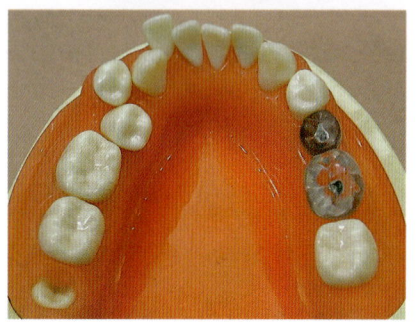

図 5-6　さまざまな歯軸傾斜を有する下顎歯列模型
「5」の近心舌側傾斜はバーの位置づけが難しい．

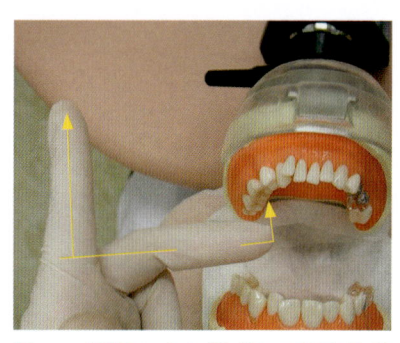

図 5-7　指差しによる「歯軸」の確認（加藤，2005.[6]）
左手人差し指で患歯「歯軸」，中指で切削歯軸との直交面（開拡側）を指し示す．

　しかし，正しい歯軸想定こそが髄室に向かう拠り所になる．解剖学的形態情報とX線画像情報から歯軸を見据え，歯軸を水先案内人に窩洞を掘り進むことが髄室開拡の基本である．そうした観点からすると，Self Check Q1「最初に咬合面を削去する」は，開拡窩洞設定前に歯軸判定の情報源である解剖学的指標を，自ら損なう行為にほかならない．さらに削去面の直交方向に窩洞切削しがちなので，咬頭削去は髄室開拡後が合理的である．

　歯軸を見据えるには術者のポジショニングが重要である（図 5-5）．12 時の位置をベースポジションにして，左側臼歯部は 11：30 の位置，右側臼歯部は 12：30 の位置から切削を行うと，まさに髄室「直視」下に切削・開拡ができる．また転位歯など歯軸を見誤るリスクの高い歯（図 5-6）では明確にするため，歯軸仮想線との平行線を，指差しで確認する方法（図 5-7）やポケットプローブを利用する方法（図 5-8）も有効である．

　下顎は基本的に直視できるので，術者の操作軸線をできるだけ歯軸と平行に設定する（12：00 前後のポジション）のが合理的である．

　上顎歯列は直視できないので，ミラーテクニックを併用して歯軸を意識し

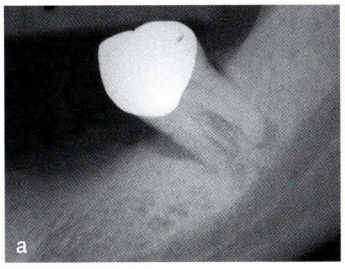

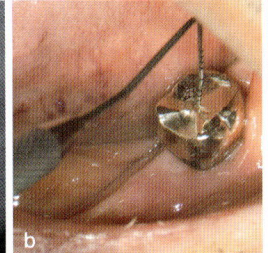

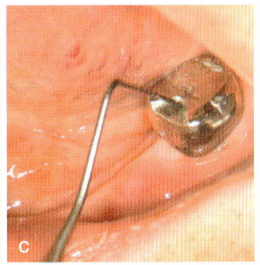

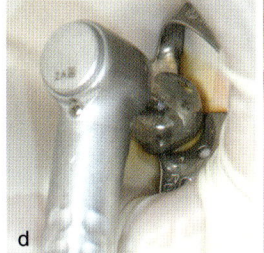

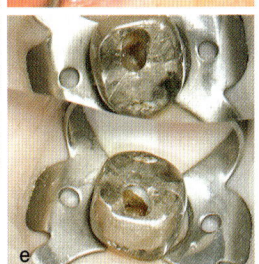

図 5-8　全部鋳造冠が装着された傾斜歯の髄室開拡
a：術前のX線写真．傾斜を補正した歯冠補綴物が装着され，歯軸方向を判定する解剖学的構造物がない．b：補綴物形態の歯軸方向をポケットプローブで示す．切削エラーを引き起こすリスクが高い方向．c：X線画像から推定される歯根部の歯軸方向．d：プローブの方向に準じてタービンバーで切削方向をセット．e：髄室開拡後の状態．

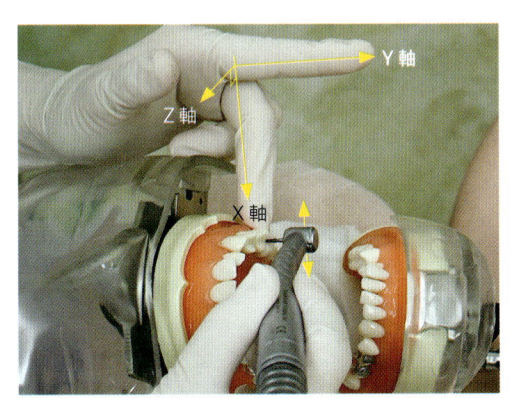

図 5-9　上顎臼歯部での歯軸確認と切削動作シミュレーション（加藤，2005.[6]）
見定めた歯軸（Y軸方向）に沿ってバーを咬合面中央に位置させる．バーを回転させずにハンドピースで頬舌的（X軸方向）に切削範囲をなぞり，ミラー像と直視像を観察，確認した動作域を再現するように窩洞切削．

た切削を行う．まずはバーをつけたハンドピースを回転させず，バーを歯軸に位置づけ，次にミラー像と直視しながら想定窩洞外形線をなぞるシミュレーションの動作を行う．その際はできるだけシンプルな動きにし，頬舌的な動作と近遠心的な動作を分ける（**図 5-9**）．ハンドピースとバーが周囲の構造物とどのような位置関係にあるか把握したのち，切削を開始する．注水下での切削部位は，ミラー像，直視のいずれにせよ明瞭にはみえない．頬舌的動作と近遠心的動作を分けた「シャドウカッティング」を，ミラー像を含めた視野のなかで再現することで，安全で再現性の高い切削を行う．

Chapter 5　髄室開拡の技法──切削指標と手順

ガイドグルーブと初期窩洞形成

切削手順（図5-10）としては，標準的な初期窩洞外形を形成，歯軸方向に沿って切削を進めて髄角を露出させ，同部を先導坑として天蓋を除去していく方法を採っている．初期窩洞形成の際，歯軸方向を明瞭にするため，歯軸（Y軸）に平行な窩洞窩壁を持ったガイドグルーブ形成を行う．上顎大臼歯をモデルとしたガイドグルーブ形成手順が図5-11である．

まず咬合面中央窩部に，形成起点となるホール形成を行う．切削具にはテーパーシリンダー・フラットエンドのダイヤモンドポイント（図5-12）を使用し，深さ3mm程度の円筒状ホールを形成する．その際，ホールの中心軸と歯軸を一致させることが重要で，Self Check 項目Q2で問うた歯軸の指標となる．このホールから頬舌的に拡げた溝を形成し，窩壁が歯軸と平行な小判型にまで窩底を拡げ，「BLガイドグルーブ」とする（図5-11b）．窩壁が歯軸と平行に形成されれば，このBLガイドグルーブの窩底の頬・舌端直下に遠心根管口と口蓋根管口が位置する．

次に，BLガイドグルーブの頬側端から頬面に平行に，近心頬側咬頭三角隆線中央付近まで切削し，近遠心的（MD）グルーブを形成する（図5-11c）．MDグルーブ近心端の窩底直下には近心頬側根管口が位置する．この2本のグルーブ形成で，根管口明示のための切削指標が明確化されたことになる．MDグルーブの近心側端からBLガイドグルーブの舌側端に向かい，窩壁が平面的になるように窩洞を拡げる（図5-11d）．さらに歯軸と平行な窩壁となるようバーが窩洞線角をローテーションするよう切削（図5-11e）し，初期窩洞の外形形成を完了する．初期窩洞の窩底直下には，上顎第一大臼歯の3根の根管口が位置する（図5-11f）．

開拡窩洞の指標として最初に形成するガイドグルーブと，標準的な髄室開拡の初期窩洞（大臼歯・切歯では2本目のガイドグルーブを含む）形態を図5-13，5-14に示す．ほとんどの歯種のガイドグルーブでは，咬合面の中央に頬舌（唇舌）方向のBLガイドグルーブを形成し，ついで初期窩洞形成するのが基本パターンとなる．ただし，下顎大臼歯だけは近遠心方向のMDグルーブを最初に形成する方が設定が容易である．

歯軸を意識した髄室開拡の切削手順
(1) 歯軸の判定
(2) ガイドグルーブの形成
(3) 初期窩洞の形成
(4) 髄室への穿孔
(5) 天蓋の除去，根管口明示
(6) 窩洞外形の修正（便宜形態付与）

図5-10 歯軸を意識した髄室開拡の切削手順

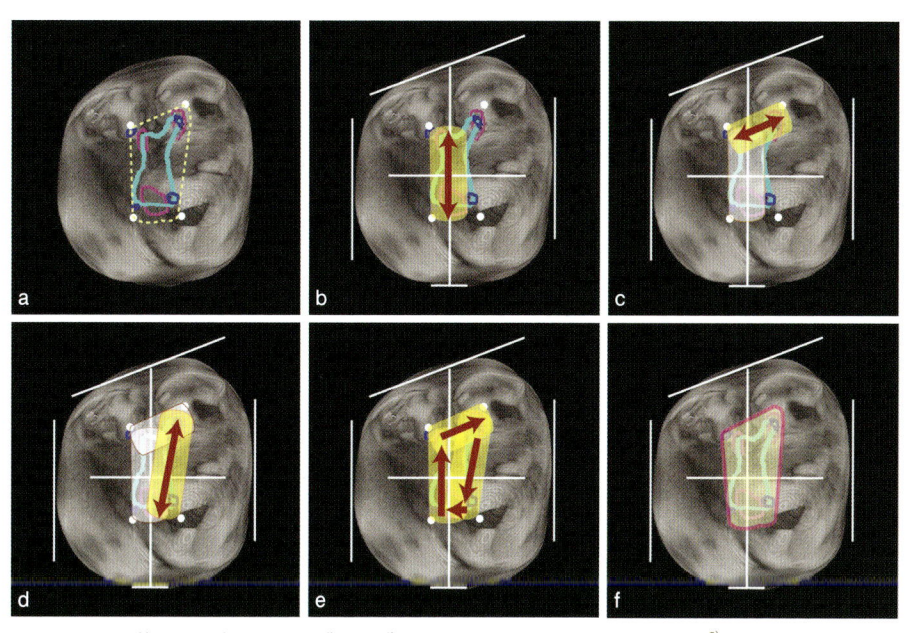

図 5-11　上顎第一大臼歯のガイドグルーブによる初期窩洞形成（加藤，2005.[6]）
a：CG像から想定される窩洞外形（黄破線）．b：BLグルーブ形成．深さ約3mmの小判型窩洞を形成．c：MDグルーブ形成．BLグルーブの頬側端から頬面に平行に形成．d：MDグルーブの近心端とBLグルーブの舌側端を結ぶように切削．e：窩洞側壁の整備．歯軸と平行な窩壁となるようにバーが窩洞線角をローテーションするよう切削．f：初期窩洞の完成．このあと，初期窩洞を深くし，天蓋除去の指標となる近心頬側髄角（ときにに近心舌側髄角）を露出させる．

エアタービンでのガイドグルーブ形成時のバーは，「左右」あるいは「前後」（平易にいえば「横・縦」）だけのシンプルな動きなので，歯軸方向を意識してミラーテクニックで切削処置する難度の軽減ができる．

初期窩洞と髄角を指標とした天蓋除去

髄室開拡のための初期窩洞形成のあと，髄室に向け切削を進める．いわゆる髄室穿孔のステップは，臨床研修医ならずとも緊張感が増すことだろう．若い成人の齲蝕継発による不可逆性歯髄炎の治療のように，齲蝕の徹底除去によって髄室開拡がおおむね達成されるような場合ならばよいが，老年者の根面齲蝕や歯質亀裂に起因した歯髄炎のように，開拡窩洞側周囲に歯質欠損がな

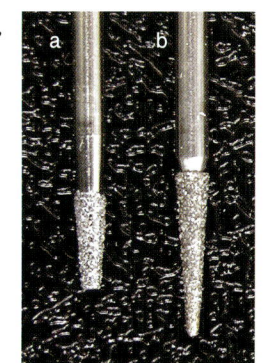

図 5-12　髄室開拡に用いる一般的なダイヤモンドポイント（FG）．
a：テーパーシリンダー・フラットエンド #301．b：テーパーシリンダー・ラウンドエンド #201R．

Chapter 5　髄室開拡の技法——切削指標と手順

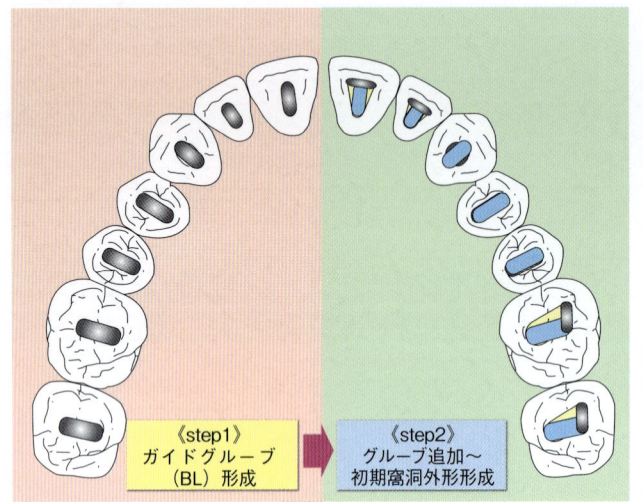

図 5-13 上顎歯のガイドグルーブと初期窩洞外形（加藤，2005.[8]）
右側の歯列の《step1》には頬舌的な BL ガイドグルーブ形態を示す．左側歯列《step2》には髄室開拡の標準的な初期窩洞の外形を示す．切歯と大臼歯には 2 本目の MD グルーブを含む．

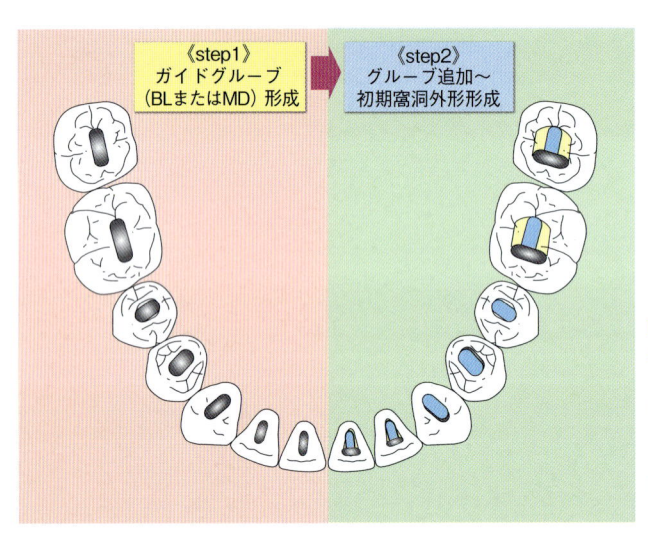

図 5-14 下顎歯のガイドグルーブと初期窩洞外形（加藤，2005.[8]）
右側の歯列の《step1》には前歯，小臼歯に頬舌的な BL ガイドグルーブ，大臼歯は近遠心的な MD ガイドグルーブ形態を示す．左側歯列《step2》には髄室開拡の標準的な初期窩洞の外形を示す．切歯と大臼歯には 2 本目のグルーブを含む．

く，そのうえ歯髄腔狭窄の可能性の高い場合は極めて難度の高い髄室開拡[6]となる．

　歯内療法学のテキストブックでも，臼歯部の髄室開拡の髄室への最初の交通路形成は，Self Check 項目 Q3 のように「臼歯部は髄室中央付近に穿孔」とする手順（図 5-15）[2] を呈示しているものは多い．

　しかしこの手順は合理的なのだろうか？　髄室で咬合面に最も近接するのは髄角部であり，髄室を投影するような初期窩洞外形のまま髄室側へ深く切削を進めてゆき，まず髄角の露出を目指す手法（図 5-16）の方が合理性に優る．

Part 2　根管処置での切削操作——設計と実践

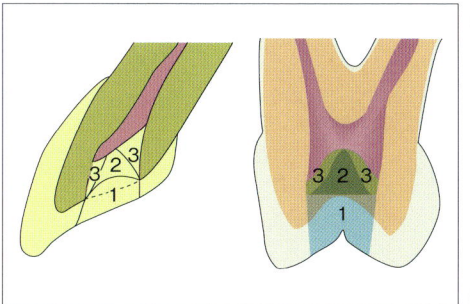

図 5-15　教科書でみられる髄室開拡手順の例（Serene, et al., 1977.[2]）
窩底中央から髄室に穿孔（図中の 2）するのは合理的だろうか？

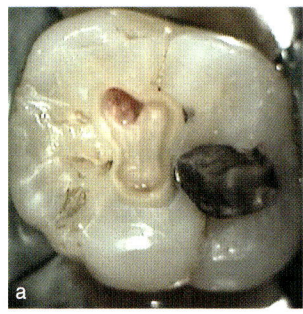

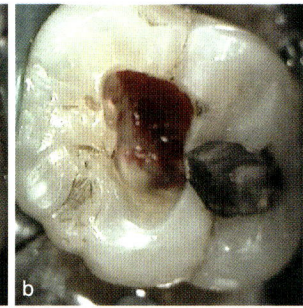

図 5-16　上顎第一大臼歯（上昇性歯髄炎罹患歯）の髄室開拡において初期窩洞形成で髄角部歯髄が露出した症例（加藤，2015.[5]）
a：初期窩洞形成だけで近心頬側髄角部が大きく露髄．b：天蓋除去後の髄室．根管口明示には窩洞外形修正が必要．

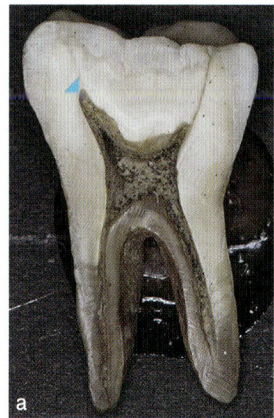

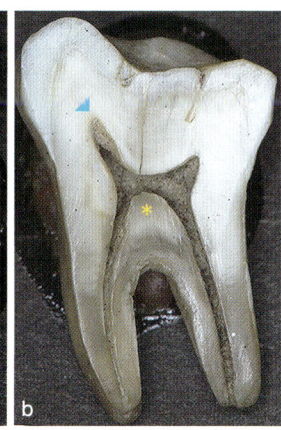

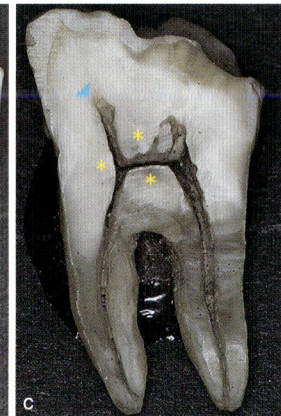

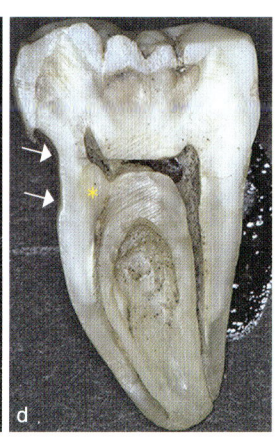

図 5-17　下顎大臼歯の歯髄腔露出研磨標本（頬面観）（加藤ほか，2000.[9]）
a, b, c は健常な下顎第一大臼歯だが，a に比べ b，c では第二象牙質添加（＊印）により髄室が狭窄し，c では髄室中央の天蓋と髄床底が近接している．しかし髄角の位置（▲）は a, b, c ともに大差がない．d では根面齲蝕（→）に対応し根管口部付近での添加（＊印）狭窄が著しいが，髄角部は明瞭で，同部は髄室開拡の指標となりうる．

　　髄室中央部は加齢変化や刺激象牙質添加によりスペースが狭くなる傾向が強い（図 5-17）．髄室が広い歯ならば，バーの切削抵抗の減衰で髄室穿孔・到達が判定できるが，下顎大臼歯などでは，天蓋と髄床底とがほとんど接するような症例に遭遇することも少なくなく，推定的に髄室に穿孔しようとするのは，極めてリスクの高い操作となる．この種の狭窄症例では X 線的に H 字型の歯髄腔形態（図 5-18）を呈することが多いが，図 5-17 の研磨標本や，図 5-19 の病理組織像をみても，象牙質添加による髄室狭窄は顕著であっても髄角の高さ（咬合面からの距離）は案外下がらないことがわかる．

　　したがって臼歯部での「髄室への穿孔」は，髄角部からのアプローチを基本として処置する．適切な初期窩洞外形には髄角が含まれている（図 5-20）

Chapter 5　髄室開拡の技法——切削指標と手順

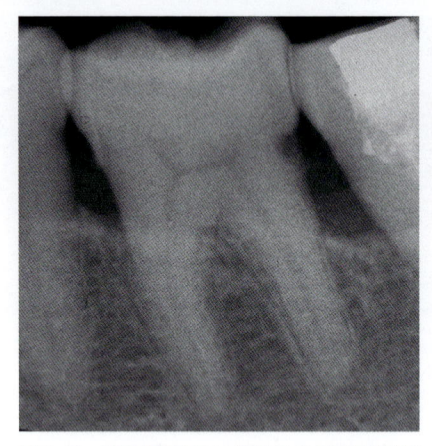

図5-18 髄室狭窄でX線的にH字状歯髄腔形態を呈す下顎左側第一大臼歯（加藤，2015.[5]）
髄室穿孔を髄室中央に求めるのは髄床底削去のリスクが高い．

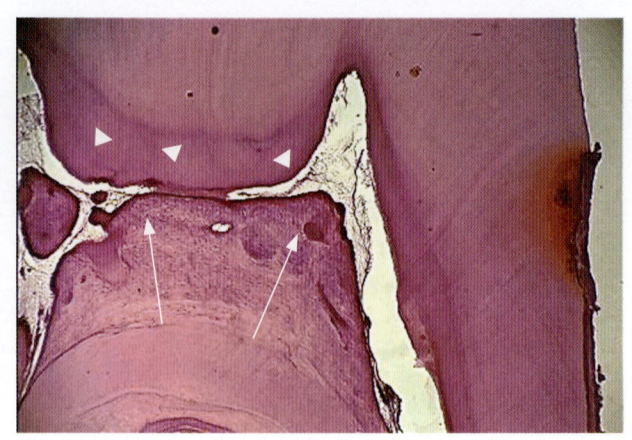

図5-19 髄室狭窄が著しい大臼歯の病理組織像（加藤ほか，2000.[9]）
象牙質添加で天蓋と髄床底は接触するものの，髄角部での添加は少量．また天蓋（▲）よりも髄床底部からの象牙質添加（↑）が多いことにも注目．

ので，窩底の髄角想定部位を歯科用探針で丹念に触診する．大臼歯部では近心頬側髄角，小臼歯部では頬側髄角の直上相当部の窩底を，探針で加圧するように探索する（図5-21）．探針での加圧探査でも髄角部に穿孔できない場合は，初期窩洞の外形と形成方向を再確認したうえで，窩底部を切削し1～2mm深くして再探査する．

窩底面に髄角露出が確認できれば，スムースに「天蓋の除去」のステップに移行できる．髄角部からの髄室への交通が確保できたら，髄角間を結ぶように切削して，天蓋を除去する．切削具にはテーパーシリンダー・ラウンドエンドのダイヤモンドポイント#201R（図5-12b）を使用し，その先端を髄角穿孔部に入れ，初期窩洞の窩壁に沿って切削してゆく．ダイヤモンドバーは上下動作を加え，糸ノコでくり抜き作業をするように進める．バーの先端が髄室のなかにあれば軽い圧力で切削でき，大臼歯部では天蓋が離断できる（図5-20, 21）．

切削抵抗が強く，側壁過削去のリスクが高いと判断したら，ラウンドバー（図5-20）を用い，髄角部から切削域を徐々に拡げるようにして天蓋を除去する．ミラー像で切削域を確認しながら切削をするのには，ラウンドバーの軸部（シャンク）の長いタイプ（図5-22b, c）を選択して視野を確保する．

天蓋の大方が除去できたならば，太めのラウンドバーで髄室内から開拡側にかき上げるようにして，髄角部を含む残余の天蓋とアンダーカット部の軟組織を除去する．髄室側壁の整理を兼ねてゲーツグリッデンドリルを用いるのも，過削去がなく安全で効率的である．この段階で根管口明示までの初期

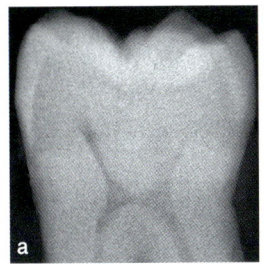

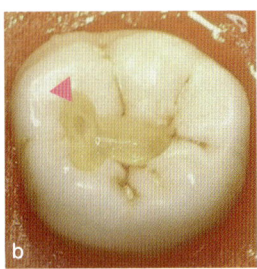

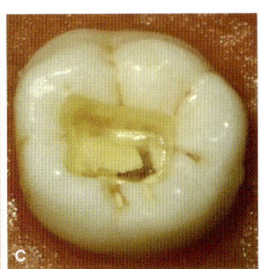

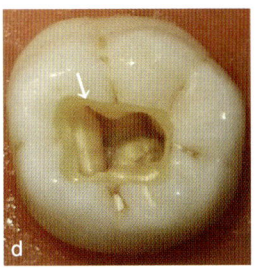

図 5-20　X 線的に H 字状歯髄腔形態を呈す下顎第一大臼歯（抜去歯）の髄室開拡手順
a：歯冠部の頬舌的 X 線写真，b：MD，BL グルーブ形成後．近心頬側（MB）髄角部が露出（▲）．c：初期窩洞形成後，MB 髄角の穿孔からダイヤモンドバー #201R で初期窩洞窩壁，舌側窩壁に沿うように切削し天蓋（*）を離断．d：天蓋の除去．MB 髄角部の突出状態が観察できる（↓）．

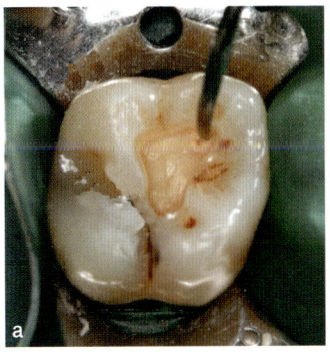

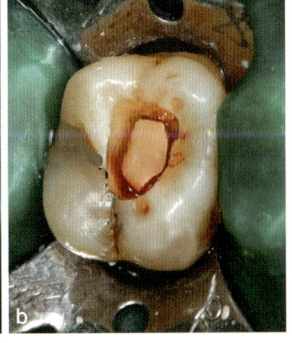

図 5-21　上顎第一大臼歯初期窩洞の歯科用探針による髄角探索例（加藤，2005.[6]）
a：近心頬側髄角部での穿孔が確認できた．同部からダイヤモンドバー先端を挿入し，髄角間を結ぶように切削．b：天蓋を離断（亀裂に起因する急性化膿性歯髄炎罹患歯）．

図 5-22　CA 用ラウンドバー（加藤，2015.[5]）
a：標準（全長 22mm）
b：ロングシャンク（26mm）
c：ロングネック（34mm）

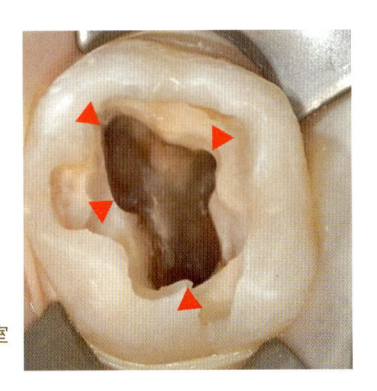

図 5-23　天蓋を除去し，根管口の直上の髄室側壁（▲）を切削し，根管口を明示

段階はおおむね達成される（図 5-23）．また天蓋の髄室が狭い場合や，残余の薄い天蓋の除去をはじめ，根管口明示までのどのステップにおいても，超音波チップの併用が有効である（図 5-24）．

前歯部では髄角は切削指標にも穿孔の拠り所にもならないので，最も安全

Chapter 5　髄室開拡の技法──切削指標と手順

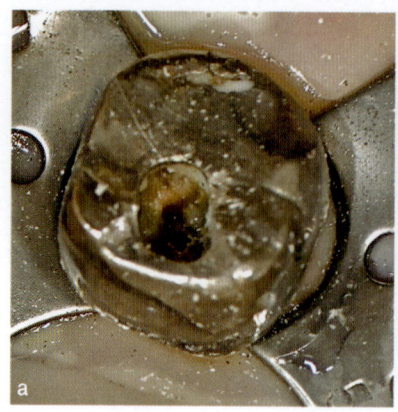

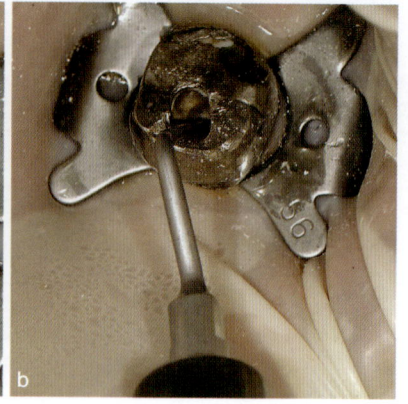

図 5-24　超音波チップによる髄室探査と天蓋除去（図 5-7 と同一の傾斜歯の症例）
a：髄室への穿孔を確認．b：全部被覆冠装着の傾斜歯のため，超音波チップを用いて大まかな天蓋除去を図った．

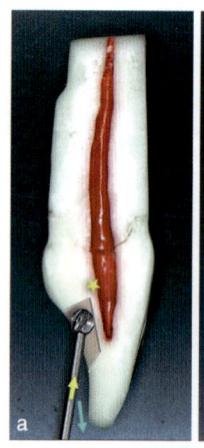

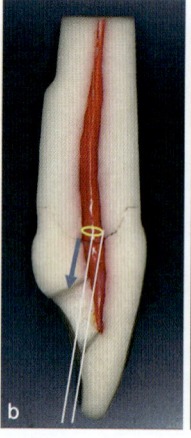

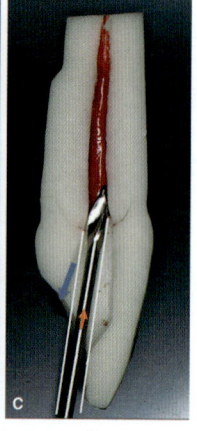

図 5-25　上顎中切歯の髄室開拡手順（加藤，2015.[5]）
a：初期窩洞窩底の歯頸側線角付近から歯根中央に向かい，ラウンドバーのかき上げ操作で切削，髄室穿孔．b：開拡直後は根管口部（楕円）が舌側肩部の歯質で明視できないため，髄室舌側壁の削去（矢印）が必要．c：ゲーツドリル #5 を髄室から舌側歯頸側へかき上げ（矢印），根管口上部の髄室舌側壁を削去．

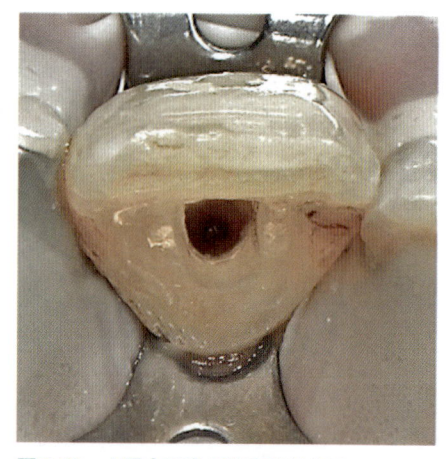

図 5-26　上顎中切歯の髄室開拡症例
髄室内の舌側側壁部から舌側歯頸側へのかき上げ削去（図 5-25c）の効果によって，開拡窩洞から根管中央付近を直視できている．

な根管口直上の髄室からアプローチする（図 5-25）．髄室の舌側壁の整理が根管口明示のポイントである（図 5-26）．

髄室開拡時の切削エラー

　指標を明確にした髄室開拡の実践要点を図 5-27 に示した．歯軸を見損わなければ，天蓋除去時の切削エラーの多くは防止できる．臼歯部での咬頭削去は，①咀嚼・咬合圧軽減による歯の破折防止，②根管長測定基準点の明確化，③根管口部への導光の容易化，などの利点があるので，天蓋除去後に実施する．

切削指標に基づく髄室開拡
① 髄室開拡のスタートは歯軸確認から.
② 歯軸と髄室診査,処置動作が容易な術者のポジショニング.
③ 臼歯部は髄角を指標にして天蓋除去.

図5-27 指標を明確にした髄室開拡の実践要点

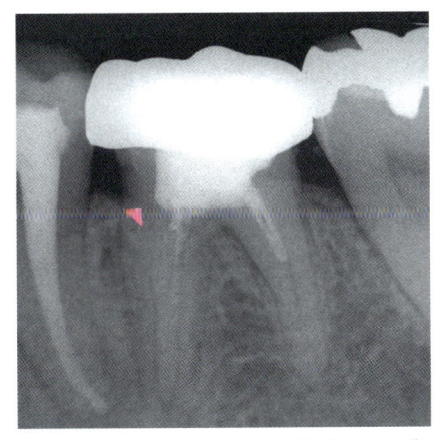

図5-28 髄室側壁の過剰切削(加藤,2005.[8])
根管口直上の不正な段差(▲)によって,近心根管へのスムースな処置操作は困難.

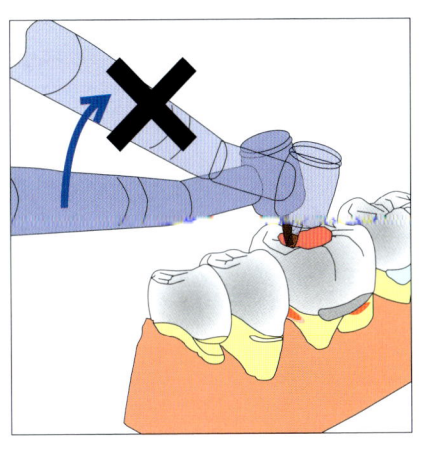

図5-29 ハンドピース後端挙上による側壁の過削除(加藤,2005.[8])
下顎大臼歯髄室内を削去中にハンドピース後端が上がると,図5-28のように近心窩壁を過削去しやすい.

　次のステップである窩洞外形修正でも髄室側壁の過削去が多くみられる(図5-28).直線的な経路での根管口を明示するための切削操作時に,のぞき込み姿勢をとるとハンドピース後端が挙上しやすく,その結果,バー先端部による髄室側壁過削去を生じやすい(図5-29).
　髄室内には先端に切削能や角のないバーを使用する.臼歯部の髄室側壁の整理には,先端に切削能のない大きめのゲーツグリッデンドリル(#5程度)を使用して髄室側壁を切削する手法が安全で,付与する形態の調整も行いやすい(図5-30).

Chapter 5　髄室開拡の技法——切削指標と手順

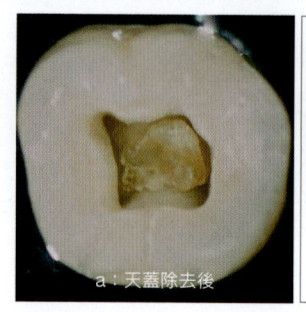

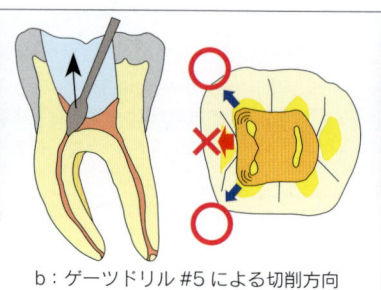

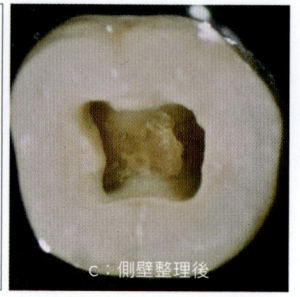

図 5-30 ゲーツドリル（GG）による安全な髄室側壁の整理
髄室開拡後（a），ゲーツドリル #5 を歯冠隅角方向（青矢印）にかき上げ根管口直上の側壁を切削（b）．近心窩壁中央の切削は不要（赤矢印）．段差のないハーフパイプ・スロープ形態（c）に整備．

Column・髄室サロン—2

《遠心口蓋根のある上顎大臼歯》

上顎大臼歯には稀に口蓋舌側根が発現．近心口蓋根管（MP）と遠心口蓋根管（DP）の2根管が髄室端に開口．頬側も含めて5根管（a, b）または4根管（c, d）となる．

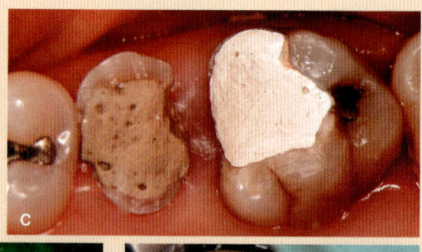

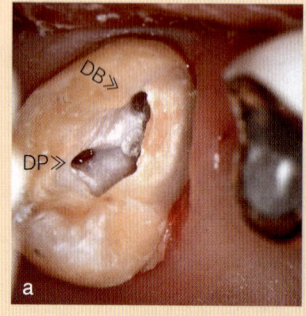

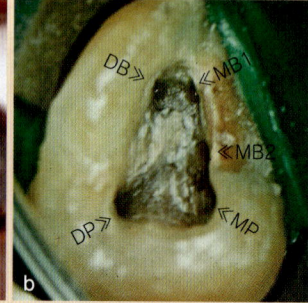

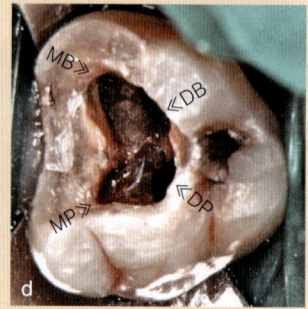

【上顎右側第二大臼歯での二つの口蓋根管（DP, MP）】

【上顎左側第一大臼歯の二つの口蓋根管（MP, DP）】

Part 2　根管処置での切削操作——設計と実践

Chapter 6 根管形成の設計と根管口部の施工

Self Check 知己

根管口部の切削を下顎大臼歯で自己チェック

Q1. 近心頬・舌側根管口は歯冠の近・遠心隅角方向に拡大する ― Yes or No
Q2. 根管口部からの彎曲には内彎側ショートカットで対応する ― Yes or No
Q3. 近心根管の効率的拡大にはピーソー・リーマーが向いている
　　　　　　　　　　　　　　　　　　　　　　　　　― Yes or No

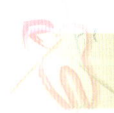

根管への切削操作を区分する

　適切に根管切削を行うには，標準的な根管イメージをもとに，切削完了後の形態イメージを明確に持つことが重要である．最終形のイメージあってこそ，そのための「設計」と「施工」（根管切削）がギャップなく実現できる．それらが欠落すると図6-1のような状況を招きかねない．
　そのイメージを確認するのに先立って，根管の切削操作を用語とその目的から再整理しておきたい．「根管拡大形成法」という用語は，根管の機械的清掃操作法・手順などを包括したものだが，根管切削の意図としては，①根管充填に適した形態付与"shaping"を主目的とした切削，②根管形態に応じた機械的清掃"cleaning"を主目的とした切削，の二つを含んでいる．①を「根管形成」，②を「根管拡大」と区別（図6-2）し，切削操作に反映させたい．
　一般に歯内療法学の成書で示されている各種の根管拡大形成法の術式は，上記の「根管形成」の手順，すなわち根管充填に適した形態付与を主とした切削手順である．これはいわばミニマムな根管切削の方法なので，たとえば，細く類円筒形の根管ならば「根管形成」が「根管拡大」を包含するので理

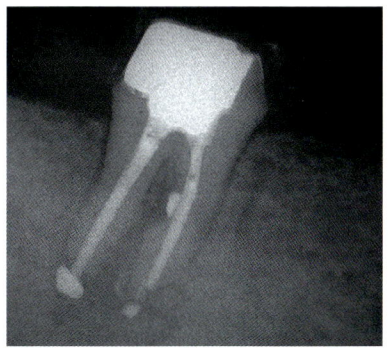

図6-1　この下顎右側第一大臼歯X線像（加藤，2005.[10]）にはいくつもの根管切削操作上の問題点が内包されている．それらを指摘できないなら，同様の失敗を繰り返すことになる．

知彼知己	根管での切削意図を明確に！ 根管の"形成"と"拡大"を区分する
	緊密な根管閉塞のための"根管形成" 外科的切除（廓清）のための"根管拡大"

図6-2 根管切削意図の区分

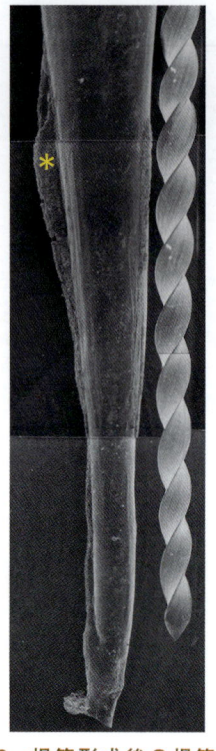

図6-3 根管形成後の根管形態（加藤ほか，1995.[11]）
下顎切歯のシリコンレプリカ像のSEM像．未切削域のフィン（＊）が根尖孔まで連続している．

解しやすいだろう．

しかし，多くの症例で「根管は扁平」な領域を有しており，「根管形成」のあとに，根管形態に応じた機械的清掃による根管拡大が必要（次亜塩素酸ナトリウム溶液による化学的清掃も必須）となる（図6-3）．

ではまず必要最低限のミニマムな切削，「根管形成」を行ったあとの根管概形を確認しよう．

根管形成で付与する形態

緊密な根管充填に必要な最低限の切削，「根管形成」で付与すべき概形はフレアー状形態である（図6-4）．根尖部から根管口部に向かって段差なく広がるようテーパーを付与する．

切削の基本構想（表6-1）は，根管の歯冠側1/2には10％以上のテーパー（.10 taper）を充填操作の便宜的要求から回転機器を用い効率的に付与し，根管の根尖側1/2には幅径増加率7％以上のテーパー（.07 taper）付与を目指

Part 2　根管処置での切削操作――設計と実践

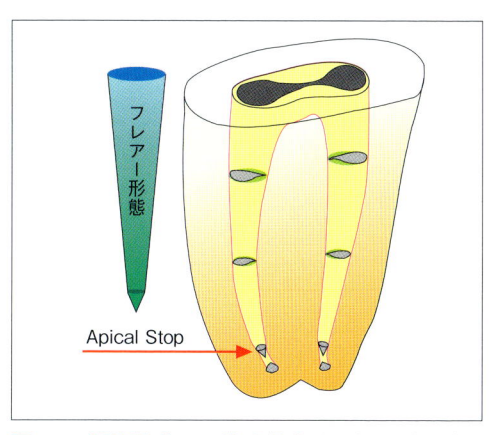

図6-4 根管形成で目指す基本的な概形（加藤, 2005.[8]）

表6-1 根管形成の基本構想

◆根管形成で目指す形態概形：
　段差のない滑らかなフレアー状形態
◆根管歯冠側 1/2 の切削：
　機械的切削具で効率的に切削
　髄室側壁と外彎側を便宜的直線化
◆根管根尖側 1/2 の切削：
　術前の根管経路を保全して切削
　ミニマムなフレアー状形態付与

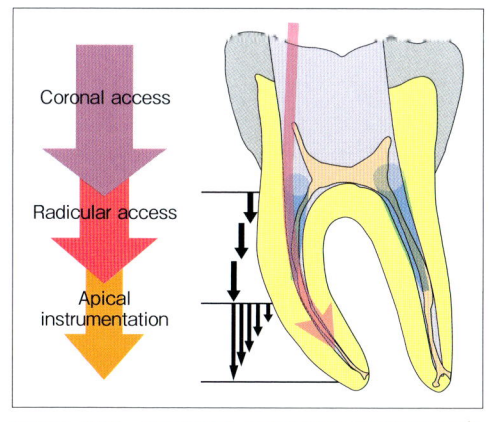

図6-5 根管への切削操作の基本設計（加藤, 2015.[5]）
二つのアクセス路を確保し，真に手探りの根尖側 1/2 の処置を慎重に行う

表6-2 切削を中心とした根管形成術式の手順

1. 髄室開拡　Coronal access：
　天蓋除去
　髄室側壁の整理（Gates*#5 使用）
2. 根管歯冠側 1/2 の形成　Radicular access：
　根管口部の根管経路探索（#15K-file）
　根管歯冠側 1/2 ガイド形成（#15〜30 K-file）
　Gates* による歯冠側 1/2 形成（Gates#4, 3, 2）
3. 作業長の設定　Determine of working length：
　根管経路の探索　pathfinding（#15 or 10 K-file）
　根管長測定，作業長決定
4. 根管根尖側 1/2 の形成　Apical instrumentation：
　ステップバック形成（手用 K-file）
　再帰ファイリング　ecapitulation

（Gates*：ゲーツドリル）

　すというものである．また根尖部にはアピカル・ストップ（シート）を形成する．

　切削操作の流れは，根尖側領域の繊細な根管切削（Apical instrumentation）を的確に行うために二つのアクセス路（Coronal access, Radicular access）を確保することが骨格[12]となる（図6-5）．この基本術式の手順[1, 5, 12, 13]は根管長測定の操作を加え，表6-2 の4ステップに区分して行う．

　本項では特殊な装置を使用しない標準的な切削具，手用ステンレス製 K ファイルと，エンジン用根管口拡大器具：ゲーツグリッデンドリル（Gates-Glidden drill；Gates）をクラウンダウンで使用する方法[12]を解説する．

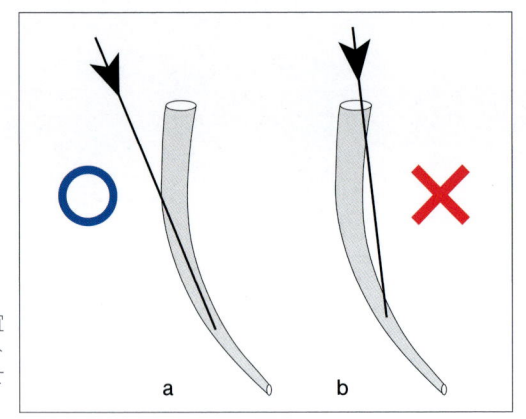

図6-6 根管彎曲の軽減設計（加藤, 2005.[10]）
a：根管上部外彎側切削による適切な便宜的直線化．b：不適切な内彎側のショートカット設計．彎曲角度はほとんど軽減せず，根側穿孔のリスクが増大．

根管の歯冠側1/2の切削については，下顎第一大臼歯近心根をモデルとして，具体的な手技，器具操作について考えよう．

第2のアクセスオープニング

まず冒頭の「Self Check」で根管口部の切削についての認識を確認しよう．根管口から歯冠側1/2の根管では，慎重な探査ののち，安全かつ効率的な切削が求められる．Chapter 2で述べたように，根管は「曲がっている」うえに，「根中央で広い」ため，根管口部の処置では両方への対応が必要となる．Chapter 5（図5-19）で示したように，髄室側壁と髄床底の象牙質添加により，根管口の位置は少しずつ髄室中央方向にずり上がる．そのため，「Self Check」のQ1項目のように，近心では歯冠隅角方向に根管口を誘導するように拡大するのが，円滑な根尖部の処置につながる効率的かつ合理的アクセス（Radicular access）オープニングとなる．髄室開拡時に根管直上をハーフパイプ状に整備（図5-30）するのも，根管口部の処置を利便性，確実性を考慮している．

しかし，処置を急ぐあまり「Self Check」Q2項目のように，短絡的に根管口部以下の彎曲について根尖孔へ向かい内彎側を切削（図6-6b）すると，歯根中央部の側壁穿孔に陥ることになりかねない．またショートカットしても彎曲度の軽減にはつながらないことにも理解が必要である．図6-6aのように根管中央付近から根管口部に向かい外彎側を切削すれば，根管経路の彎曲度も軽減できる．

そして根管の歯冠側1/2の外彎側壁と，髄室開拡時の窩洞側壁と髄室側壁とを，段差なく可及的に直線的な経路となるように便宜的切削を追加し，根

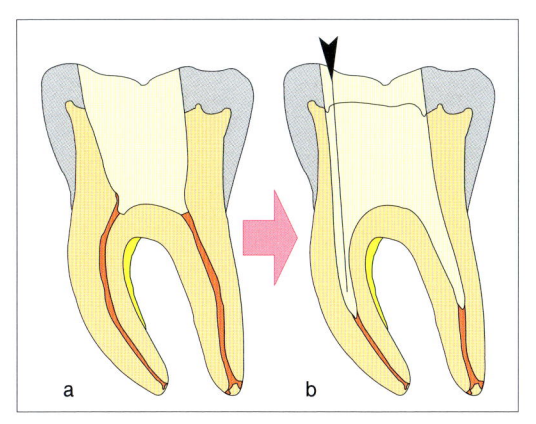

図 6-7 髄室開拡窩洞辺縁から根管歯冠側 1/2 の外彎側切削による Coronal-Radicular access の確保（加藤, 2005.[10]）
歯根中央付近までのストレートライン・アクセスを確保する．

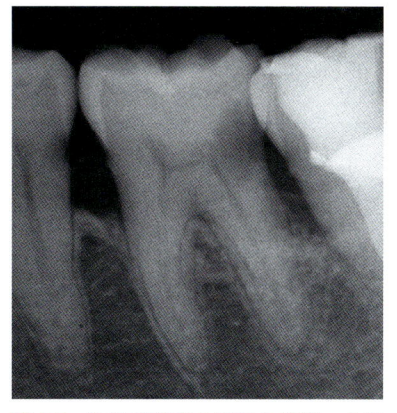

図 6-8 抜髄が適応の下顎左側第一大臼歯の術前 X 線写真
処置前に髄室開拡窩縁から近心根管の中央部までの Coronal-Radicular access の切削域を構想する．

管中央部までの一体的でスムースなアクセス路，Coronal-Radicular access[5]を確保する（**図 6-7**）．臨床では切削処置開始前に，術前 X 線写真（**図 6-8**）上で，Coronal-Radicular access 確保後の形態想定を励行することが大切である．

ISO 規格を根管歯冠側 1/2 の形成に活かそう

根管の歯冠側 1/2（約 5〜6mm）の形成器具にはゲーツグリッデンドリル（以下 Gates）（**図 6-9**）が最も適している．応用の要は，Gates の国際規格（ISO）の理解と，それを活かす前処置の「ガイド形成」[1]にある．**図 6-10** に Gates の ISO 規格の主要部分を示した．Gates は先端に切削能がないノン・カッティングチップとなっている．「ガイド形成」は，Gates が根管経路に沿いスムースに切削できるように，根管幅径を Gates のチップ径より大きく整備するのが目的である（**図 6-11**）．

臨床手順では，まず K ファイル 15 号で根管口の位置を探索し，挿入位置を確保する．次いでファイリング操作で根中央へ進めるが，根管口から 5〜6mm の深さまででとどめる．そして外彎側へのかき上げのファイリング操作で根管中央までの経路を確保する．K ファイルを順にサイズアップし 20 号→25 号→30 号と根管幅径を拡げる（**図 6-12**）．切削はファイリング主体で行うが，サイズアップの際，切削抵抗が強い場合には当初根中央までの作業長を無理に維持しなくてよい．強い押し込みやねじ込みは，根管中央付近に段差を作

Chapter 6　根管形成の設計と根管口部の施工

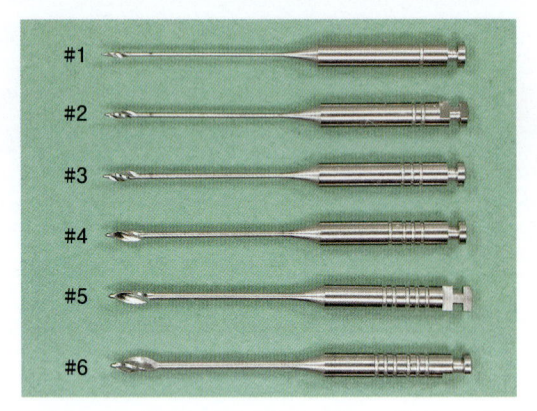

図 6-9 ゲーツグリッデンドリル（Gates-Glidden drill：Gates）（加藤，2005.[10]）
根管形成では #2〜4 を使用．#5 をおもに髄室側壁整理で補助的に使用するので，#2〜5 の 4 本が基本セット．

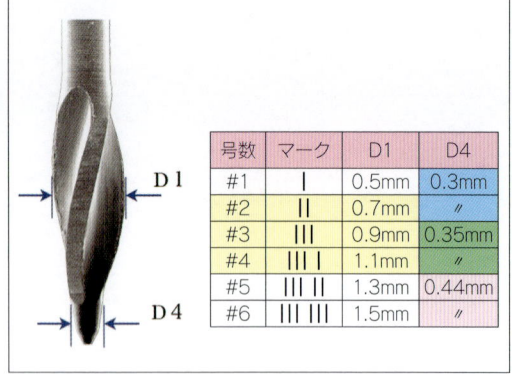

図 6-10 Gates の主要 ISO 規格値（ISO3630/2, Enlarger, type G）（加藤，2000.[1]）
刃部直径（D1）と切れない先端部（non-cutting tip）の直径（D4）が重要．

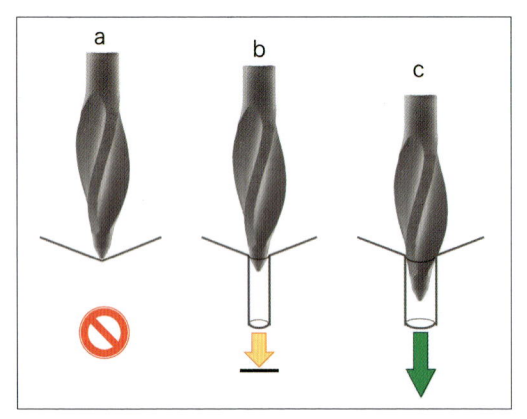

号数	マーク	D1	D4
#1	I	0.5mm	0.3mm
#2	II	0.7mm	〃
#3	III	0.9mm	0.35mm
#4	IIII	1.1mm	〃
#5	III II	1.3mm	0.44mm
#6	III III	1.5mm	〃

図 6-11 ノン・カッティングチップと根管幅径の関係（加藤，2005.[10]）
a：わずかな窪みのみ．削れずチップも誘導されない．
b：チップ径よりも細い管．チップは管口に誘導されるが，管壁を切削しない．c：チップ径よりも幅広い管．チップに誘導され管壁の切削が開始．

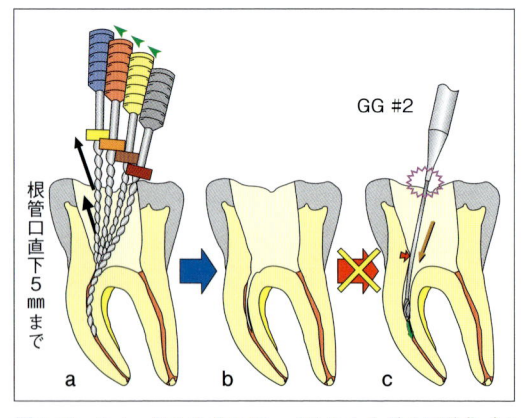

図 6-12 Gates のための K ファイルによるガイド形成（ノン・カッティングチップ誘導路形成）（加藤，2015.[5]）
a：K ファイル #15〜30 で根管口下 5mm までのチップ径を確保し，Gates のためのガイド形成．b：根管口から 5mm まで K ファイル 30 号が届けば，GG #2 はそこまで切削到達可能．c：ガイド形成後，最初に GG #2 を使うと，ネックが側壁接触し，たわんで破断しやすい．

りかねないので，少しずつ短くなるのはかまわない．

　K ファイル 30 号の先端 5mm の直径は 0.4mm なので，根管口下 5mm まで挿入できれば，根管幅径は Gates #2, 3, 4 のチップ径（図 6-10）以上となり，ガイド形成は完了となる．ここで最初に細い Gates #2 から使用するのは，根管中央付近まで届いた時点でネック部が根管口部に接触してたわみ，破損するリスクが高まる（図 6-12）．根管上部の切削を先行して行うクラウンダウンの手順が合理的である（図 6-13, 14）．Gates は #4 から使用し 2mm 程

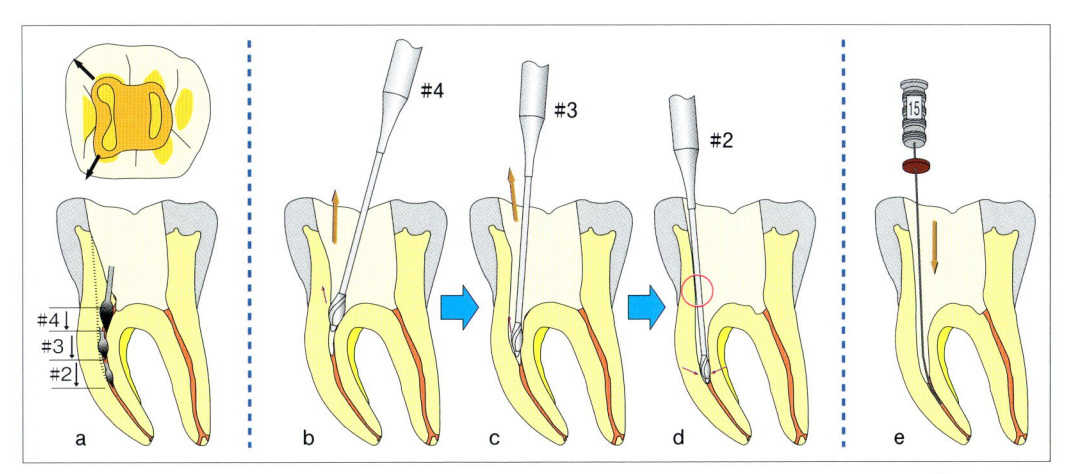

図 6-13 Gates を用いたクラウンダウンによる根管歯冠側 1/2 の形成の設計構想（加藤ほか，2000.[1]）
a：切削構想．b～d：各サイズの Gates は #4 から #3，#2 へとサイズダウンするとともに 2mm ずつ切削位置をダウンさせる（#4：刃部長 1/2，#3：刃部長程度，#2：刃部長約 1.5 倍くらいを目安にする）．c：根管上部の蛇行を解消してから作業長を設定するのが合理的．

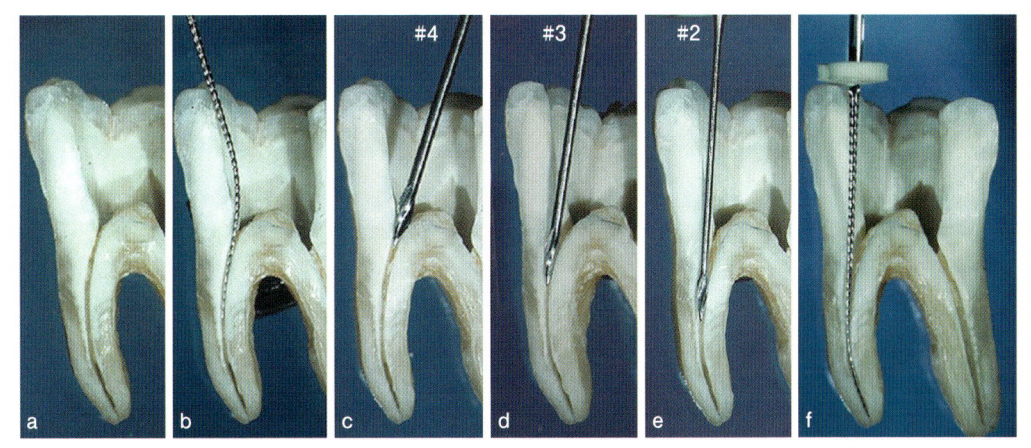

図 6-14 Gates を用いた歯冠側 1/2 のクラウンダウン切削（抜去歯モデル）（加藤，2002.[13]）
a：髄室開拡と側壁整理後．b：ガイド形成時のファイル位置（K ファイル #15）．c：Gates #4 の応用．d：Gates #3 の応用．e：Gates #2 の応用．サイズダウンごとに Gates のシャフト部の傾斜が減りが歯冠側 1/2 の根管経路が直線化していることに注意．f：ストレートライン・アクセスが確保されたら根尖孔までの経路探査（パスファインディング）へと進む．

度進めたら，#3，#2 と順に小さなサイズで根尖側に進める．各 Gates ごとの切削担当範囲を短く限定する（2mm 程度）．回転速度は Gates が細くなるほど遅め（おおむね #4 で通常の 4 割，#3 で 3 割，#2 で 2 割程度）にし，押し込み圧をかけず小さなストロークで，引き上げ時に外彎側へ切削圧をかけ上下動する．

所定長さに達したら即座に切削を止め，サイズダウンする．Gates を根管内でこねるような動作は厳禁で，Gates を同じ深さで長く動作させないのが

Chapter 6　根管形成の設計と根管口部の施工

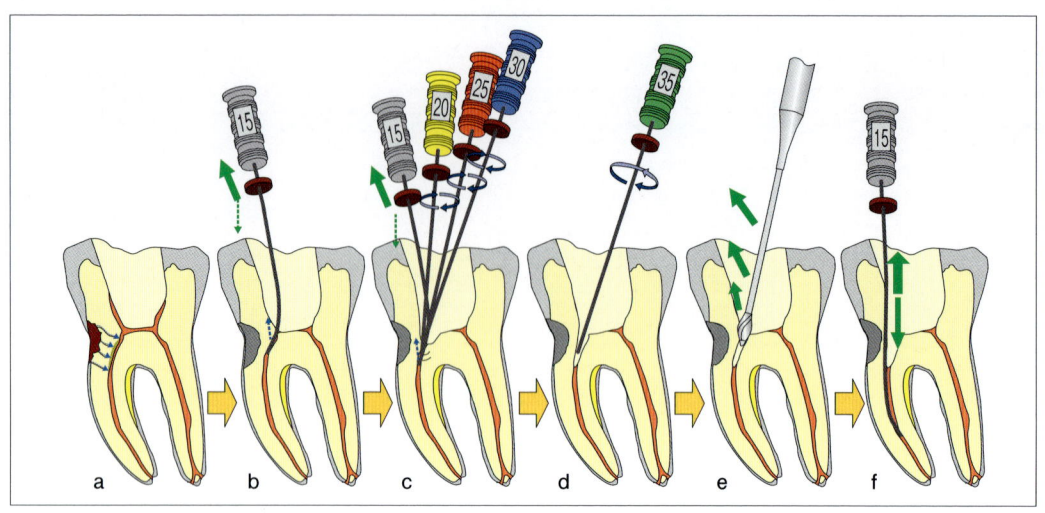

図 6-15 根管口部直下の根管狭窄への対応手順（加藤，2005.[15]）
a：加齢変化と刺激象牙質による根管口付近の根管狭窄と彎曲．b：Kファイル15号で根管口位置の探査，確定．ファイリング操作で根管口を拡げる．c：根管口下2〜3mmから先に進みにくければ，その範囲をKファイル20, 25, 30号を用いリーミング操作で拡大．d：根管口下2mmまでKファイル35号サイズに確保．e：Gates#3, #2で根管口部の拡大．f：Kファイル15号で根管中央付近まで経路確保．通常のガイド形成（図6-12）に移行．

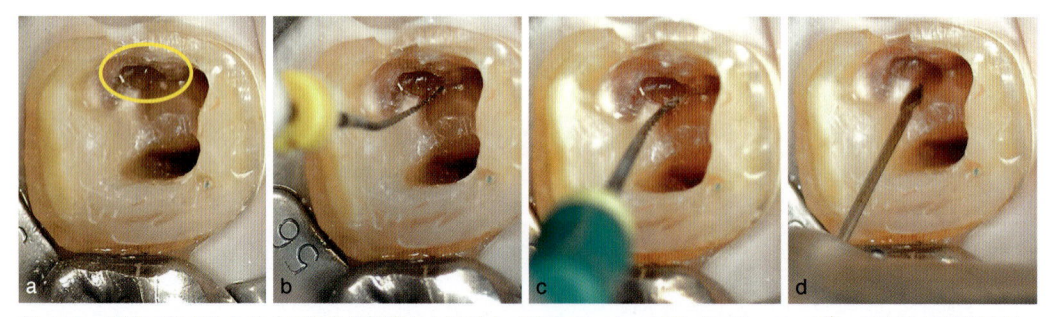

図 6-16 根管口部が狭くガイド形成が根管中央付近まで到達しにくい症例（加藤，2015.[5]）（6 近心舌側根管）
a：近心舌側根管口が不明（○のなかあたり）．b：#15ファイルで根管口位置の探査，確定．c：根管口下2mmまでをKファイル#35で確保．d：Gates#3による根管口部付近の拡大が完了．

　切削操作の最重要ポイントである．Gatesの最大作業長（G-WL）は術前X線写真の患歯全長−5mmとする．たとえばGates #3が応用時にG-WLに達したら，Gates使用は終了する．
　狭窄傾向の根管では，ガイド形成をしようとしてもKファイルが根管口からわずかしか入らない場合がある．狭窄のみならず歯質添加で経路が急彎曲（前章図5-20a）していることもあるので，まずは根管口から2〜3mmの範囲をGatesで拡大し，その後に再度細いファイルから根管中央までのガイド形成をリトライする手順をとる（図6-15）．根管口から2mmほどを，Kファイル35号までリーミング操作で開けて，Gatesを用いる（図6-16）．

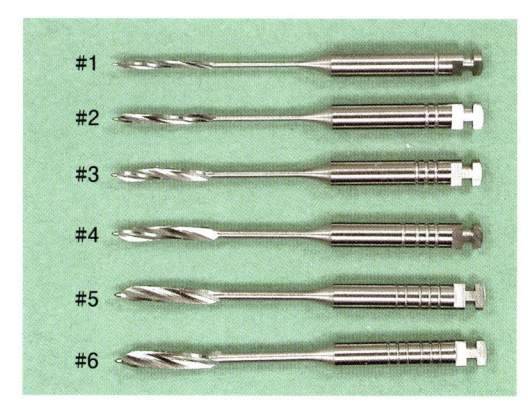

図6-17 ピーソー・リーマー（Peeso reamer：Peeso）
（加藤，2005.[10]）
ISOの呼称はtype P.

表6-3 GatesとPeesoのISO規格のサイズ表（加藤，2005.[10]）
PeesoのほうがGatesより1サイズずつ刃が太いことに注意．

番号	マーク	Gates刃部直径（φmm）	Peeso刃部直径（φmm）
1	I	0.50	0.70
2	II	0.70	0.90
3	III	0.90	1.10
4	IIII	1.10	1.30
5	IIIII	1.30	1.50
6	IIIIII	1.50	1.70

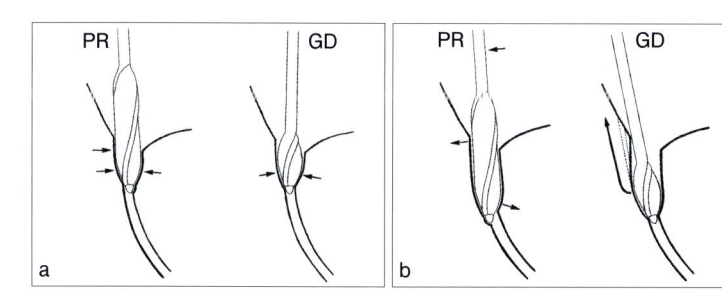

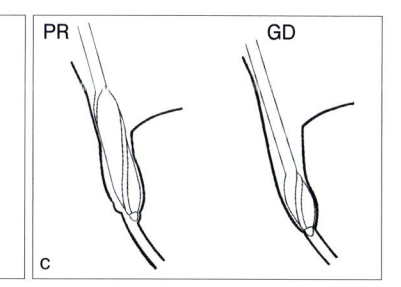

図6-18 Peeso（PR）とGates（GD）の彎曲根管の根管口部切削挙動の違い（加藤，2005.[10]）
a：根管口直下の切削域．PR，GDは類似．b：3～4mm根尖側に進めた切削域．刃部の長いPRは根管壁面をパラレルに切削．歯冠側外彎側へのかき上げ動作をすると，刃部中央を支点に，先端部は内彎側を加圧．GDは刃部の肩部が外彎側を選択的に切削．c：外彎側へのかき上げ動作を加えながら根尖側に進めた際の切削域．ノン・カッティングチップが切削域を誘導し，PRでは歪な切削．GDでは刃部が短いため外彎側の選択切削が可能．

GatesとPeesoの切削特性を知る

　根管口拡大用器具に分類されるGates（図6-9）とPeeso reamer（図6-17）は，ややもすると両者のサイズ規格（表6-3）の違いすら認識されることなく用いられているのではないだろうか．両者の切削特性（図6-18）の違いを認識していなければ，歯根や根管形態によっては器具選択がパーフォレーションに直結しかねない（図6-19）．Self CheckのQ3のように下顎大臼歯近心根でPeesoを使用するのは根分岐部側の危険域Danger Zone[14]への穿孔リスクが高い（図6-20，21）．Danger Zoneを避けSafety Zone[14]である歯冠隅角方向に根管口部を導くのが，根管歯冠側1/2の切削の原則である（図6-13a，20）．根管の歯冠側1/2の切削操作では，根管充填のための根管切削域を設計し，適した器具で施工するという術者の意識が極めて重要である（図6-22，23）．

Chapter 6　根管形成の設計と根管口部の施工

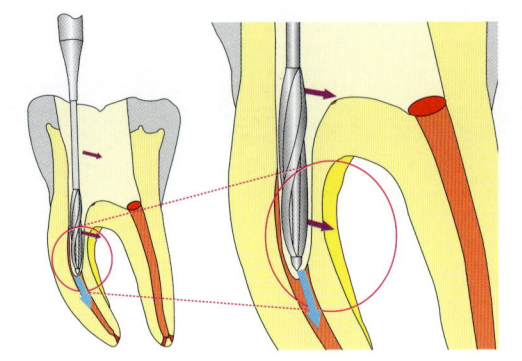

図 6-19　Peeso による根管口拡大での下顎大臼歯近心根中央分岐側への根側穿孔 Stripping perforation のリスク（加藤, 2000.[1]）
彎曲根管で刃部の長い Peeso を根尖側に進めると, ノン・カッティングチップが内彎側切削を誘導しやすく, 穿孔のリスクが高くなる.

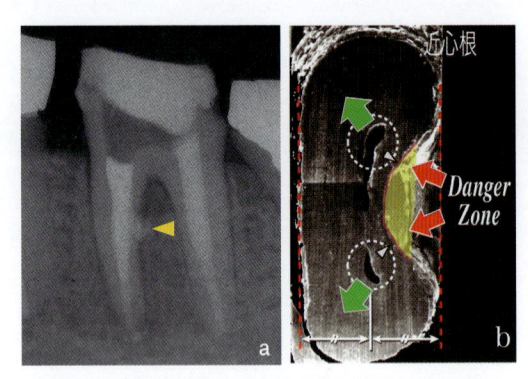

図 6-20　下顎大臼歯近心根中央分岐側への穿孔リスク（加藤, 2005.[10]）
a :「6 近心根分岐側への穿孔（▲）症例. b : 近心根分岐部から 3mm の根横断面 SEM 像. 近心根の根管は根分岐部側の歯質の方が薄い. 根管中心を均等に切削（破線○）すると, 根側穿孔の危険性が高い領域 : Danger Zone（赤矢印）がある. 根管口部拡大は安全域方向（緑矢印）へ選択的に切削.

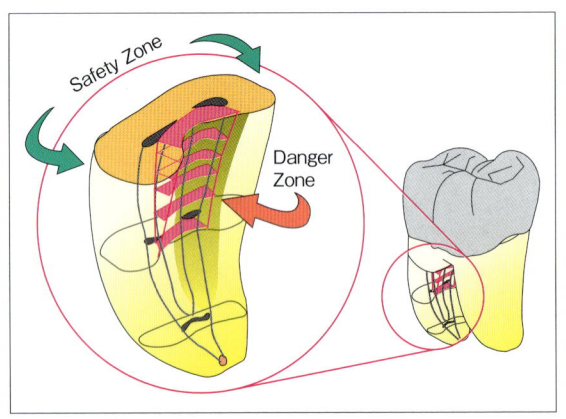

図 6-21　根面溝を伴う彎曲根管の切削危険域（Danger Zone）と切削安全域（Safety Zone）の模式図（加藤, 2005.[10]）

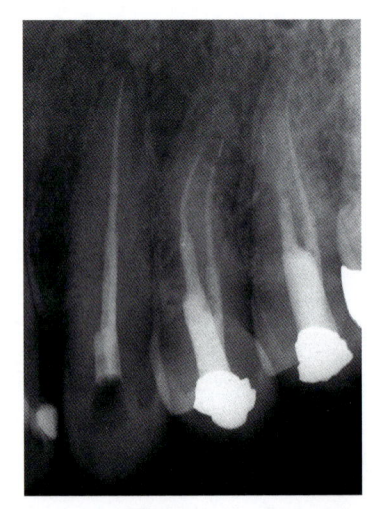

図 6-22　根管歯冠側 1/2 が Peeso 使用によりテレスコープ型に形成されていた症例（加藤, 2005.[10]）
フレアーのないパラレルな根管形態は側方加圧充填に不向き.

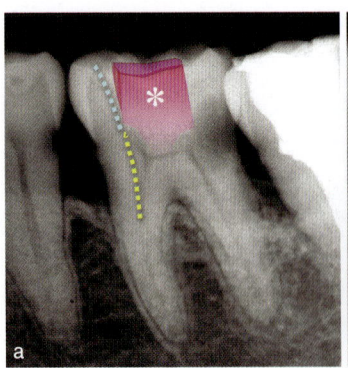

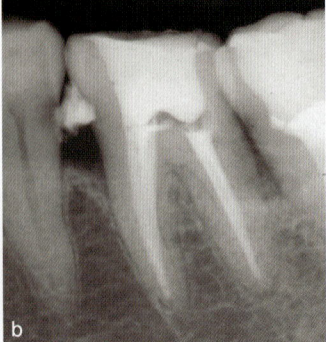

図 6-23　抜髄が適応の下顎左側第一大臼歯の術前 X 線写真（図 6-8 と同一症例）（加藤, 2015.[5]）
a : 処置前に髄室開拡（＊）初期窩洞と窩縁から 近心根管の中央部までの Coronal-Radicular access の切削域（破線）を構想. b : 根管充填後.

Part 2　根管処置での切削操作——設計と実践

Technique Tips 2

ENDOの武器；根管切削用具

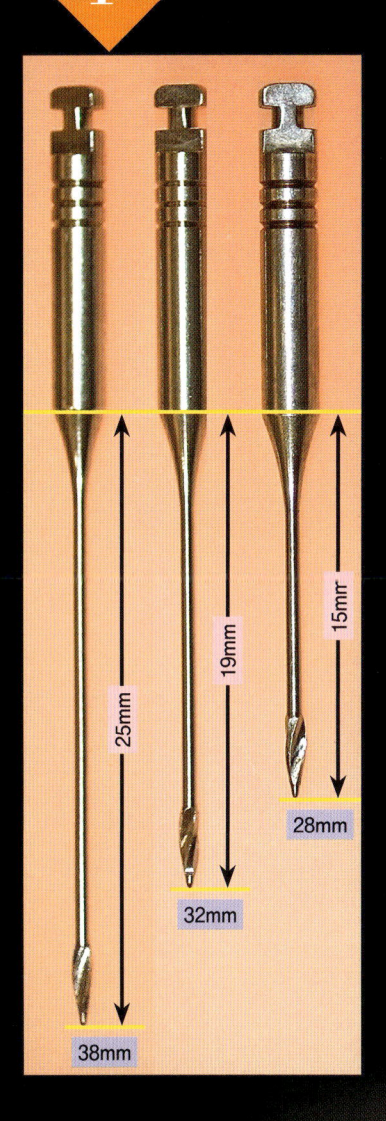

Gates Gridden drillの活用

　戦いに勝利するには，相手と自らの戦力，戦術，武器を知らねばならない．本章では根管口部の切削，根管歯冠側１／２のRadicular accessについて述べたが，やはり相手の危険域（Danger Zone）の好発部位を知り，自らの武器の特性を知り，使い分けることが，効率的でなおかつリスク回避の最も有効な手段になる．

　理論的には，根尖孔まで0.3mm径が確保されていれば，先端径（D4）が0.3mmのGates #2, #1は根尖孔まで到達可能である．Gatesの作業長は厳密にコントロールし，過剰切削を避け根管根尖側5mm領域にはGatesを応用しない．たとえば患歯のX線的歯牙長20mmで，2本目のGates #3の挿入長が15mmまで達した場合，Gatesによる切削は終了し，根尖側1/2の根管形成のステップへと進める．

　Gatesのネック部の短い器具選択も過剰切削の回避策となる．一般に全長32mm（作業部長19mm）が汎用されているが，歯種によって作業域長さの違うGatesを使い分けることが，リスクの少ない安全な切削につながるだろう[5]．

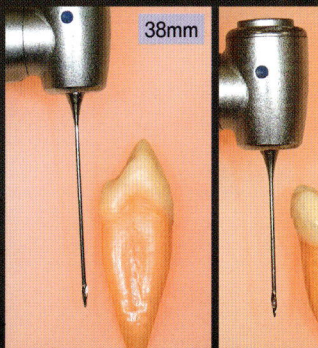

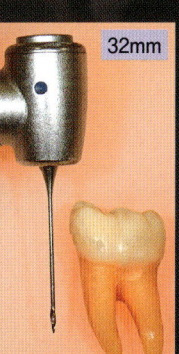

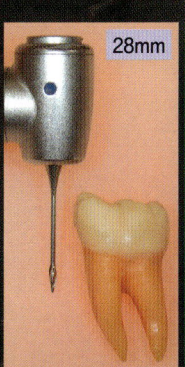

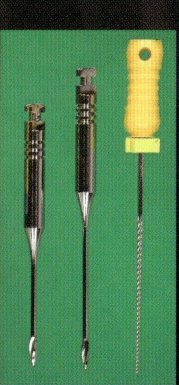

Chapter 7 根尖孔への道——経路探索の基本

Self Check 知己　開けにくい根管に関する自己チェック
Q1．途中でファイルが進まないのはそこから先の根管狭窄が原因—Yes or No
Q2．根尖孔方向に進めるにはリーミング操作を主体に行う—Yes or No
Q3．強い切削抵抗はファイル先端が根管壁に挟まれている状況—Yes or No

根管根尖側 1/2 の探索——パスファインディング

　髄室開拡と根管歯冠側 1/2 の切削手順を経て根管中央部までの Coronal-Radicular access を確保できたら，これから先が真に「手探り」の処置エリア，根管の根尖側 1/2 へと踏み入れることとなる．まず行うのが根尖孔部までの根管経路である．みえない領域であるが故に，探索用の K ファイルから手指に伝わる感覚で，根管局所の状況を適切にイメージする必要がある．間違った思い込みイメージは，根尖孔までの道のりに自ら障害物を作りかねない．

　しばしば「根管が開かない」という言葉を耳にする．では手用ファイルを根管に入れた際に抵抗感が強く，ファイルが根尖孔方向に進めにくい場合，どのように普段は考えているかを，冒頭の「Self Check」に従い自己チェックしておこう．そして，根尖孔への道をいかに探り，いかにたどるべきかを考えてみよう．

根尖孔への道を妨げるものはなにか

　根管処置時，根管口から根尖孔までの根管経路を探索し確保するパスファインディング操作で，挿入した K ファイルが強い切削抵抗を受け，根尖孔まで到達しにくい場合，その原因についてどのように分析し対処しているだろうか．「Self Check」の Q1 の項目のように，ファイル先端より先の部分での根管狭窄だけしかイメージできなければ，Q2 のように，リーミング操作で根管を削り開けようとするだろう．さらに Q3 を含め，いずれの回答も"Yes"ならば，ファイルを根尖方向に進められない根管の状況を，一つしか想定できていないことになるだろう．根管経路の追求が困難な状況で，

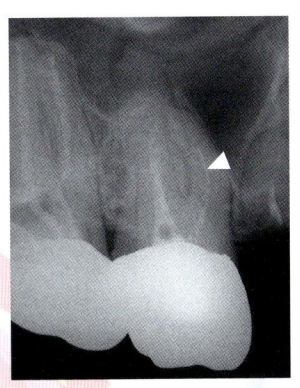

図7-1　根管経路の探索エラー症例（1）
近心頰側根管中央までのストレートラインアクセスが確保されておらず，彎曲部でファイルが破折（△）．

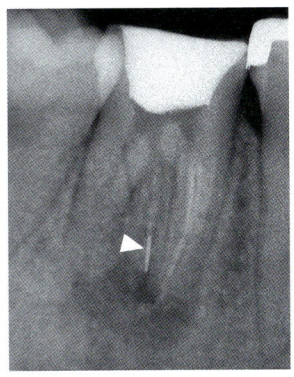

図7-2　根管経路の探索エラー症例（2）
下顎第一大臼歯の遠心舌側根管根尖部でファイルが破折（△）．この根管の経路は直線的なのだろうか？

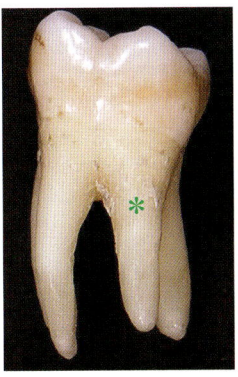

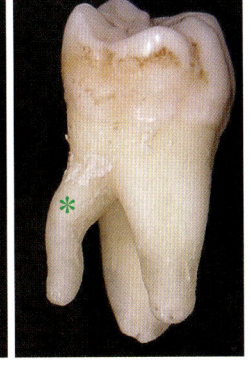

図7-3　3根性の下顎第一大臼歯
a：舌面観．b：遠心面観．遠心舌側根）（＊）は根尖付近で強彎曲するものも多く，根管経路確保が難しいが，通常のX線では判定不可．

　原因分析もせずに，やみくもに根尖孔を目指すような切削を行えば，トラブル（**図7-1〜3**）のリスクが高まるのは必然といえよう．

　いわゆる「開かない根管」と感じられた場合，「石灰化による狭窄・閉鎖根管」だけではなく，他に四つのタイプ（**図7-4**）を含めて原因解析と対処を考えるべきである．

根尖孔部の解剖学的データ

　たとえば，15号のKファイルが根管口から5〜6mmしか先に進まず，狭窄根管と感じられる臨床例は多いだろう．到達点となる根尖孔（**図7-5**）の平均幅径は，いわゆる生理学的根尖孔部で0.3mm前後[16, 17]とされる（**図7-6**）．臨床実感からすれば「処置していると根管サイズはもっと小さいものが多い」と，解剖学データとギャップを感じられるかもしれない．

　これを埋めるには「障害となっているのはどこか？」という視点が糸口となる．開かない根管のうちファイル挿入を妨げる抵抗箇所3態の分類を**図7-7**に示した．type Aが想定されやすいが，実際はtype B，Cが多くを占めている．

　図7-8のマイクロCTによる抜去歯の3D-CG像で実際を想定してみよう．3D-CG像の全体像（a）を一見すると，根管は比較的直線的で容易に思えるかもしれないが，根管探索する場合の難所となる形態を包含している．根尖部の拡大像（b）で頰側根管は根管中央からあまりテーパーがなく，根管壁

Chapter 7　根尖孔への道——経路探索の基本

開かない根管の5タイプ

A：部分的な狭窄域があるもの
B：根尖側1/3の根管幅径が同程度のもの
C：根管経路にわずかな彎曲域があるもの
D：根管内が石灰化し狭窄・閉鎖したもの
E：医原性の不正形態が障害しているもの

図7-4　開かない根管の分類

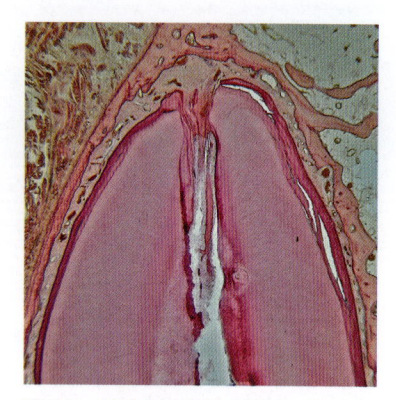

図7-5　根尖部周囲の病理像（ヒト）（加藤ほか，1988.[18])
根尖孔部の解剖学的な平均幅径は，KファイルのISOサイズでは何号くらいに相当するだろうか？

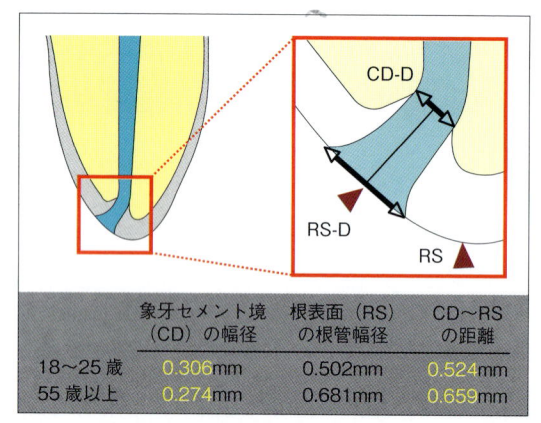

	象牙セメント境（CD）の幅径	根表面（RS）の根管幅径	CD〜RSの距離
18〜25歳	0.306mm	0.502mm	0.524mm
55歳以上	0.274mm	0.681mm	0.659mm

図7-6　根尖孔部の形態計測データ（Kuttler，1955.[16])
生理学的根尖孔は根表面の解剖学的根尖孔から0.5〜0.7mm内側で，幅径（CD-D）は0.3mm前後．解剖学的根尖孔の幅径（RS-D）よりも狭い．

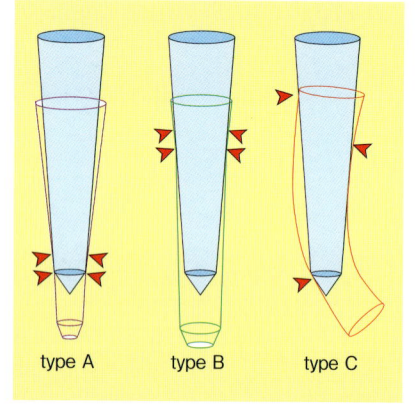

図7-7　パスファインディング時の切削抵抗の分類（加藤ほか，2002.[13])
type A：ファイル先端が根管壁に接するもの，type B：先端がフリーでやや上部の根管壁に接するもの，type C：根管彎曲に起因し根管壁に接するもの．

の凹凸に伴う微小彎曲（type C）があり，舌側根管では局所的な狭窄域（type B）が認められる．どちらの根管も探索用ファイルの使用時に，切削抵抗を生じる形態を呈している．

「手探り処置」であるパスファインディングのコツは，まずはtype B，Cの可能性を排除し，ファイル進行を阻害する抵抗感は先端部分だけで生じるような状況（type A）にすることである．「根管は細くて開きにくい」という臨床実感は，手用切削具のテーパーに起因するtype Bの切削抵抗発現が想定できていないことにある．KファイルなどISO規格手用拡大器具のテー

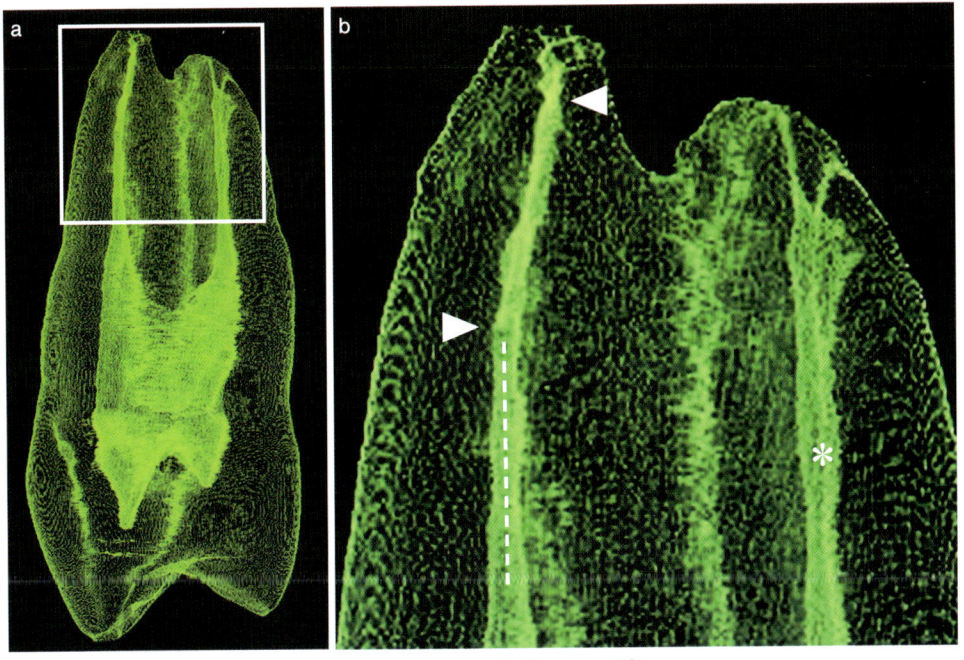

図 7-8　上顎第一小臼歯のマイクロ CT による 3D 像（加藤, 2005.[15]）
a：全体像．b：根尖部の拡大像．頬側根管の根尖部にはわずかな S 字状屈曲（▶〜◀間）がみられ，根管中央（破線部）には根管壁に微小な凹凸を認める．いずれも根管探索時にファイルを根尖方向に進めにくい障害．舌側根管では根尖側 1/3 付近に狭窄域があるが，それより根尖側の根管幅径のほうが広く（＊）なっている．

パーは 0.02（1mm ごとに 0.02mm 太くなる）だが，**図 7-9** の例のように手用器具のテーパーの影響は，根管探索では大きい．**図 7-9** よりも小さいく短い直径 0.2mm，長さ 6mm の円筒根管ならば，何号の K ファイルを使えば切削せずに根尖孔まで到達できるか，考えてみてほしい．

　type C ような根管の彎曲は，前述の器具テーパーに起因する切削抵抗と複合し，パスファインディング・ファイルの根尖孔側への深達を阻害する．X 線写真で判定できるような主根管の大きな彎曲のみならず，わずかな彎曲の連続や根管壁の凹凸により構成される根管経路の蛇行が，パスファインディング・ファイルの行方を阻む．

　このような形態の根管にリーミング主体で根尖孔へ向かおうとすれば，不正な段差形成（**図 7-10 〜 12**）や切削進捗に伴う根管壁面とファイルの接触面増加から器具破折に至るリスクも高まる（**図 7-13**）．

根管経路の探索・確保の基本操作

　安全な根管経路の探索・確保の操作，パスファインディングは，リーミン

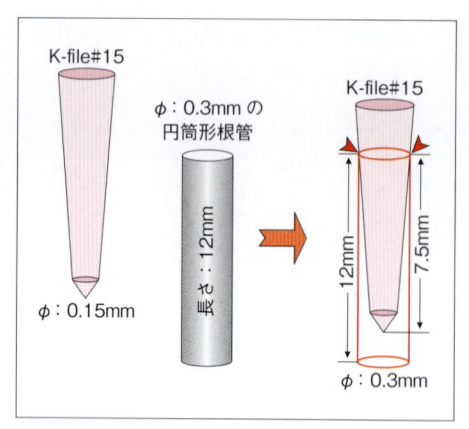

図7-9 手用器具のテーパーとパスファインディング時の切削抵抗（加藤，2002.[13]）
仮に直径 0.3mm，長さ 12mm の円筒形直線根管があったならば，15号ファイルは根尖まで届かない．小さいようでもテーパーの影響は大きい

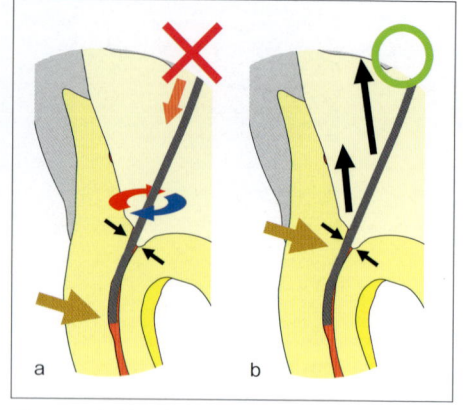

図7-10 根管口部のガイド形成時の医原性不正形態のリスク（加藤，2005.[15]）
a：押し込みながらリーミング操作するとフリーの先端部が彎曲外彎壁に段差を刻み込む．b：わずかに先端を曲げたファイルを用い，根管上部の挟みつけ部（type B 相当）をファイリングで解消すれば，外彎側の医原性不正形態は予防できる．

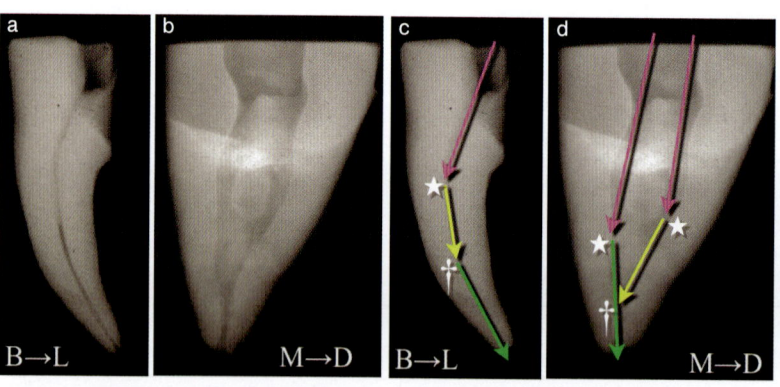

図7-11 根管探索時に不正な段差を作りやすい根管彎曲外彎側の注意箇所（☆，†）（加藤，2001.[33]）
頰舌像（B→L）の外彎側壁や 2-2-1 型の合流点（d：†）に注意．

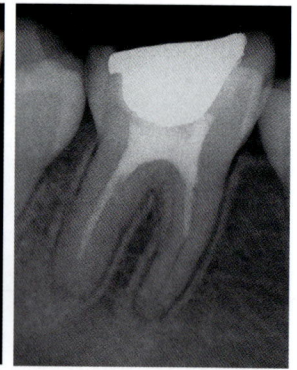

図7-12 根管外彎側の医原性不正形態に起因すると考えられる近心根の不足根管充填症例

グではなくファイリング操作主体に行うことにより多くの症例で達成できる．すなわち，ファイル先端の到達位置よりも上部の根管壁にファイリング切削を行うことで，幅径にゆとりができる．解剖学的根尖孔幅径が 25～30 号相当（図7-6）であることから，「邪魔者は上から除け」（図7-14）を鉄則に操作すれば，根管幅径よりも細いファイル先端は，中間部で接触規制が排除されることで，無理な押し込みをせずとも根尖孔方向に進んでいくのである．
根管経路探索の基本操作法を表7-1 に示した．むろん真に狭窄根管である切削抵抗 type A の根管も存在する．それらには type B，C の切削抵抗の可

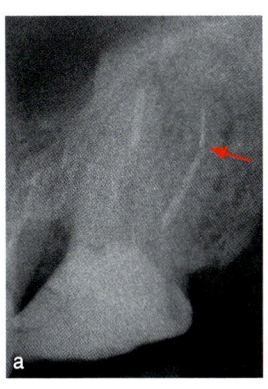

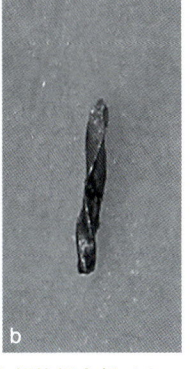

図7-13 上顎第二大臼歯遠心根管根尖部でのファイル破折症例
a：術前X線写真．根尖側1/3の彎曲点付近で器具破折（←）．b：マイクロスコープ下の処置で除去したファイル片．破折部は逆ネジ状態．

パスファインディングの鉄則「邪魔者は上から除け！」
・切削抵抗は根管上部での発現の可能性を排除してから根尖方向へ向かう
・二つのカーブをまたがる切削はハイリスク，上部を便宜的直線化
・真の狭窄根管の開拡は，切削抵抗を器具先端だけにしてから開始

図7-14 パスファインディングの鉄則

表7-1 パスファインディングの基本操作法

根尖側1/2から根尖孔までの根管探索（パスファインディング）での基本操作
・最初は15号Kファイルの先3～4mmをわずかに曲げ使用
　　※刃部の先端1/4程
・回転，もみ込みを避け，上下動で進める
　　※ファイリングなら器具破折リスクはゼロ
・途中で進まないときは，わずかに引き戻してファイリング，上部の根管幅径にゆとりを与える
　　※上部の邪魔者を除けば，ファイルは無理せずとも根尖側に進む
・なおも進まないときは，10号にサイズダウン
　　※細いファイルの不用意な損耗防止の手順
・必ず根管清掃剤を併用し湿潤下で操作
　　※次亜塩素酸ナトリウムを根管口までしっかり満たし，根管扁平域を同時に化学的清掃

能性を排除したのち，慎重なリーミング操作（turn and pull motion：1/4回転・引き上げ操作）で切削を進める．

この際，ファイルの根尖方向への押し込みや1/4回転操作によって作られるくい込み程度の適否は，手指に伝わる感覚で判断する以外ないが，この際には根管壁に挟みつけられている長さを極力短くすることが，器具破折のリスク回避につながる．適宜わずかなファイリング操作と洗浄を交え，切削片でファイルの動きが規制されないように配慮するのが有効である．

経路確保ができたら，根尖部を含め主根管の分岐・合流の再探査を行い，処置歯の主根管形態を分類する（Chapter 2：図2-5）．「手探り」となる根尖側1/2領域領域で，根尖孔へ至る道を探る「根管経路の探索」では，安全な切削が最優先である．障害因子があれば，根尖孔方向から一歩引き下がって対処する戦略的思考が，処置の早道につながるだろう．

Chapter 8 根管形成のための作業長設定

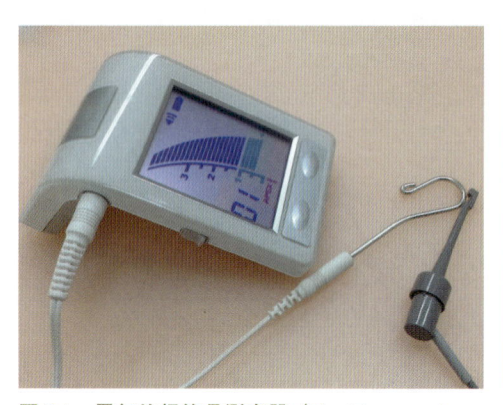

図8-1 電気的根管長測定器（Electric apex locater）の一例
この機種使用時には，表示位置での計測値を根管長とし，作業長を1mm短く設定している．

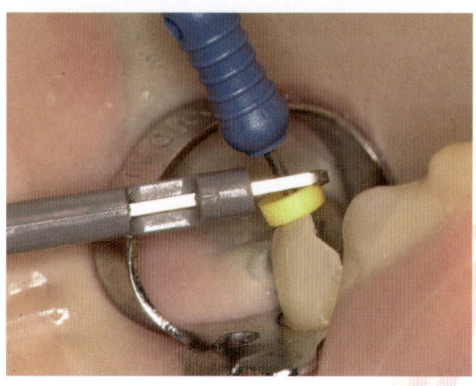

図8-2 電気的根管長測定（Electric measuring of root canal length：EMR）の実施
シリコンストップを基準点に合わせ計測長を記録．

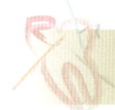

根尖側1/2の根管形成に必要な情報

　根尖側1/2の根管形成は，直視できない領域の切削操作である．そのため，正確な情報に基づき，根管内の切削域を設定し，切削操作を精緻にコントロールしなければならない．実施にあたって必要な情報は，切削操作の基準となる長さ（作業長）と，根尖孔部の根管幅径情報である．パスファインディング操作では，機械的操作を根管内に限定するため，電気的根管長測定器を併用する．

　各歯種全長の解剖学的平均値（**表8-1**）が歯内療法処置での「根管長」に相当する基礎データとなる．報告者によって若干の違いもあるが[19,20]，上下顎含めて大まかに捉えれば，切歯は21〜22mm，犬歯は24〜25mm，小臼歯は20mm前後，大臼歯は19〜20mm程度が標準的な「根管長」となろう．

　実際の根管長測定操作では，複数の情報を重ね合わせることで，測定精度

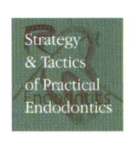

表 8-1 日本人永久歯全長の解剖学的平均値（上條，1962.[20]）　　　　　　　　　　（単位 mm）

歯種	中切歯	側切歯	犬歯	第一小臼歯	第二小臼歯	第一大臼歯	第二大臼歯
上顎	22.5	21.7	25.1	20.2	19.6	20.4	18.9
下顎	21.2	21.7	23.7	20.8	20.6	19.4	18.8

を上げる[21]．すなわち，以下の手順をとる．
　(1) 術前 X 線写真上での想定される作業長事前計測．
　(2) 事前計測値を根管探索用ファイルにシリコンストップでマーク．
　(3) 電気的根管長測定器を併用し根尖孔部までパスファインディング．
　(4) 根尖孔部到達位置でシリコンストップを基準点に合わせ長さを計測．
　(5) 電気的な計測値を主情報に他の情報との格差確認をし作業長を設定．
　(6) 切削操作せずとも設定作業長で根尖部にフィットする「根尖部初期適合号数」のファイル（IAF：Initial Apical File）を挿入．
　(7) 電気的にファイル先端が根尖孔外に出ていないのを再確認し X 線撮影
　(8) X 線的に確認後，最終的な作業長を決定．
という手順を取るようにする．

　これらの手順を励行して，信頼に足る作業長の「数値」を得なければ，根尖部 1/2 の根管形成のエラーに直結する．根管形成という歯質の外科的切除操作は，術者自らが決めた「数値」だけを拠り所としていることを忘れてはならない．根管壁の切削処置を開始後も，常に作業長の正否を判定するよう心がけて，少しでもエラーの可能性が疑われたら，すぐに再計測操作を実施することが重要である．

根管長測定と作業長決定の要点

　根管長測定，根尖側 1/2 のパスファインディングにあたって重要なのは，事前に歯冠側 1/2 の形成を終えておくことである[22, 23]．これにより，設定した作業長や基準点修正の必要性を減らすことができる（**図 8-3**）．

　臨床で記録すべき情報項目を**表 8-2**に一覧した．なかでも作業長の基準点（基点）はきわめて重要な情報である．記録がおざなりな場合も多いようだが，基準点の不明な「長さ」では数値の臨床価値が著しく低下する．

　たとえば上顎第一大臼歯を想定してみよう．近心頬側根管の基準点が，髄

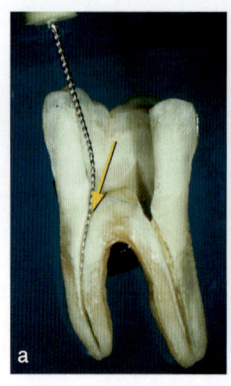

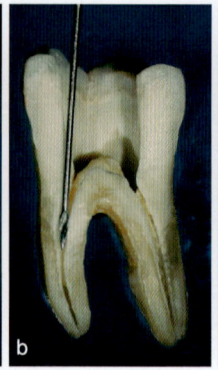

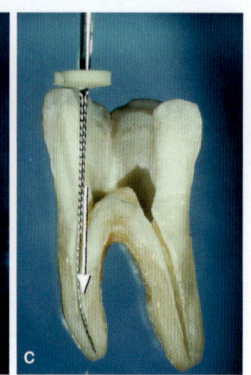

図8-3 歯冠側1/2の根管経路の直線化とパスファインディング・作業長設定（加藤, 2005.[22]）
根管上部の蛇行を解消し直線化してから作業長を設定する.

表8-2　根管切削で記録すべき根管情報

作業長	**WL**	：Working Length
根管長	**RCL**	：Root Canal Length
基準点	**RP**	：Reference Point
根尖部初期適合号数（あるいは根尖孔穿通号数）		
	IAF	：Initial Apical File
根尖部最終形成号数（アピカルシート形成号数）		
	MAF	：Master Apical File

室開拡窩洞の頰側窩縁なのか，近心頰側咬頭頂なのかによって，作業長には2〜3mmの差が出るだろう．もし基準点の記録漏れや錯誤があれば，根尖孔部付近の不正形態の発現や，根尖周囲組織への障害から不快症状の惹起に直結することになる．

基準点の記載は，用語・略称を各術者が工夫するのもよいが，簡単に図示するほうがリスク回避に有効である（**図8-4**）．

EMRでの計測値を基幹情報とするにせよ，X線写真でのIAF到達位置の確認は極力行うべきである．設定した作業長の画像情報なしには，根管充填時のポイント試適・調整や術後の根管充填状態の適否判定が困難となる．

作業長で挿入したファイル先端は，X線的根尖から最低1mm以上は歯根内の歯冠側に離れて写る（**図8-5**）．解剖学的データでは，根尖孔が歯根尖端に開口しているのは2〜3割しかないので，作業長でのファイル先端位置がX線的根尖と2〜3mm離れていても適正な場合も多い（**図8-6**）．適正な作業長決定のためには電気的手法とX線的手法を併用すべきである．両者の情報があってこそ，正しく補正することも可能となる（**図8-7**）．

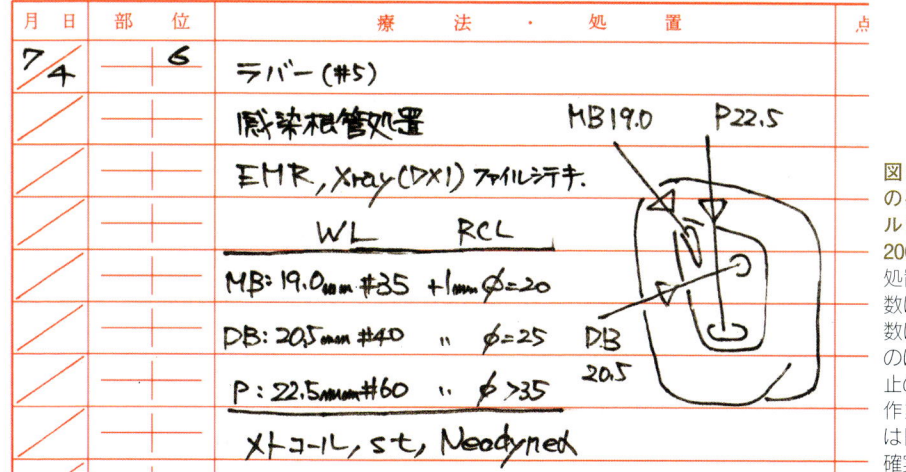

図8-4 根管長測定時の各種根管情報のカルテ記載例（加藤, 2005.[22]）

処置日のMAF形成号数は"#"で，穿通号数は"φ"で記述したのは，データ錯誤の防止のため．
作業長の基準点情報は図示するのが最も確実．

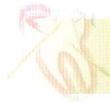

X線的根管長測定での偏心投影法

　臼歯部での根管長測定では頬側根管と舌側根管が重なって判定が不確実になりやすい．根管長測定時や根管充填用ポイント試適の術中X線撮影で情報を確実に抽出するため，偏心投影法は習熟すべき必須の「技法」である．

　X線画像上で根管の頬・舌側の判別や，根管経路の合流・分岐の確認（たとえばtype 1-2-2とtype 1-2-1かの分類判定）するには，20°以上の偏心投

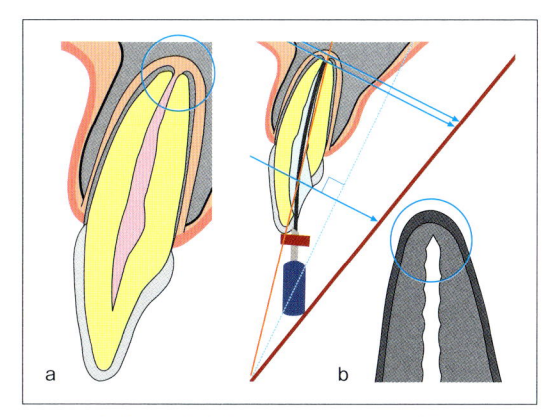

図8-5 根尖孔が根尖端に開口している歯（a）での作業長確認のX線画像（b）（加藤, 2005.[22]）
ファイル先端が適正な作業長位置にある場合，画像上でファイル先端は，X線的歯根尖端から最低でも1mm離れて写る．

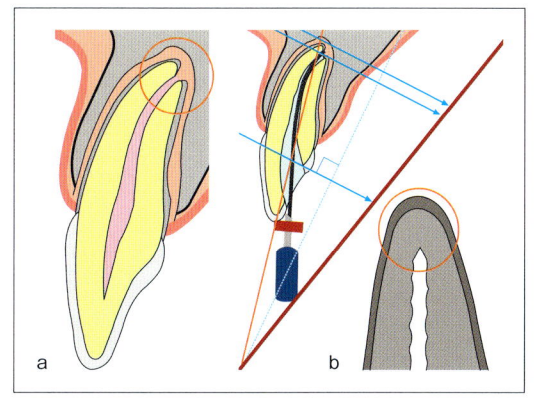

図8-6 根尖孔が根尖端より舌側に開口している歯（a）での試適ファイルのX線画像（b）（加藤, 2005.[22]）
ファイル先端が適正な作業長位置にあるなら，画像上でのファイル先端は，X線的歯根尖端から1mm以上離れたUnder像となる．

Chapter 8　根管形成のための作業長設定

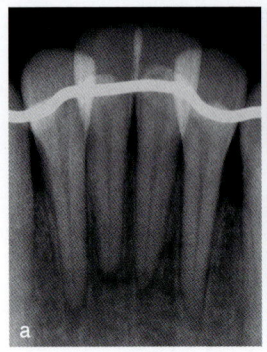

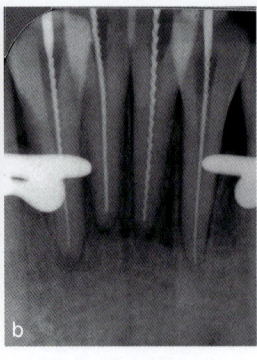

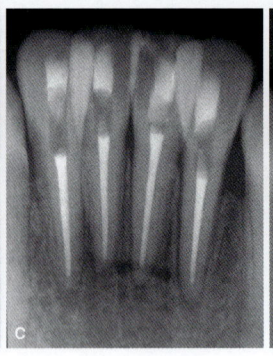

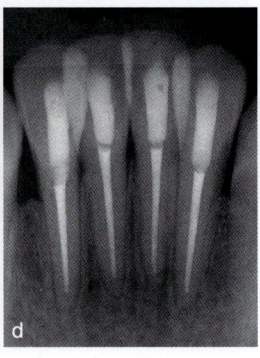

図8-7　作業長設定後のX線画像から作業長補正を行った症例（加藤，2005.[22]）
a：$\overline{2+2}$ は打撲により歯髄壊死をきたした．
b：電気的根管長測定をもとに作業長を設定．IAFサイズのファイルを試適してX線撮影．$\overline{2}$ は作業長の補正が必要と判定．再度EMRを行った．
c：根管充塡（FP-core法による加温軟化ガッタパーチャ充塡）直後．充塡位置は作業長設定位置とほぼ一致．
d：術後6カ月経過．良好な治癒経過．

影で撮影を行う（図8-8，9）．

　読像の要となるのは，偏心投影時のフィルム上への根管の写り方への理解である．原理は図8-10に示した「頰側構造の照射逆側移動」（SLOB rule, buccal object rule）である．基本的には部位別の投影方向の基本パターン（図8-8，9）で撮影を行い，図8-11に示した簡便な確認法を行えば，根管の頰舌判定で誤認エラーは防げるだろう．

　図8-12の上顎小臼歯では，偏近心投影によって2根管が根尖部で1根管に合流する2-2-1型の根管形態であることが明瞭である．図8-13の下顎第一大臼歯術前X線写真で近心根の根面ラインが根尖まで二重に認められ，2根尖端形態が疑われたので，意図的に20°を超えて偏遠心投影を行ったものである．このようにラバーダム防湿下にデンタル撮影する場合，フィルムが上擦って画面に根尖部が写っていないエラーを起こしやすい．根尖部が確実に画面に含まれるよう，臼歯部でもフィルムを縦置きに設置することも多い．

　特殊な根管処置用フィルムホルダー（図8-14）は，ファイル類を根管内に挿入した状態で撮影できる．術前撮影と同様に咬合させてフィルムを設置できる形状をしているので，一定条件でのフィルム設置・撮影が可能である．

　また，開閉可能なプラスチック製ラバーダムフレーム（図8-15）も術中X線撮影に有用である．フレームはX線透過性なのでラバーダムを装着した状態で術中撮影でき，フィルムの設置状況を確認しやすい．

　相対値法による電気的根管長測定器ならば，かなりの精度で根尖孔部を検知する．しかし信頼性の高い指示値の位置や根管内環境の影響などは，機種

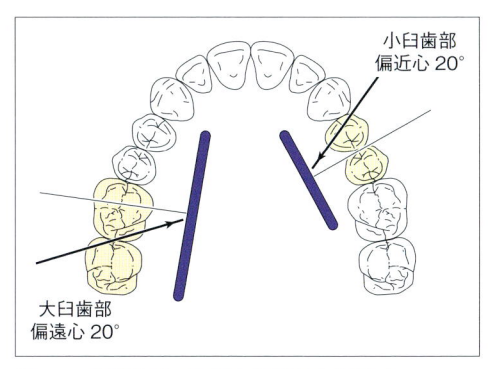

図8-8 上顎歯列での偏心投影設定位置（Torabinejad, et al., 2014.[24]）
小臼歯部：20°の偏近心投影．大臼歯部：20°の偏遠心投影．

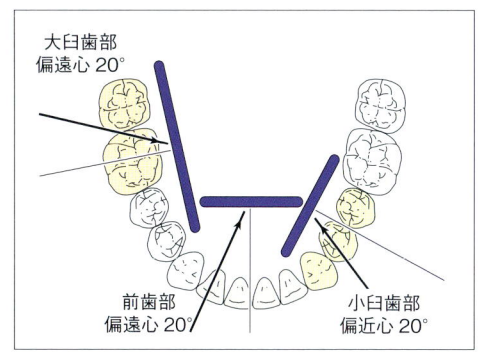

図8-9 下顎歯列での偏心投影設定位置（Torabinejad, et al., 2014.[24]）
前歯部：20°の偏遠心投影．小臼歯部：20°の偏近心投影．大臼歯部：20°の偏遠心投影．

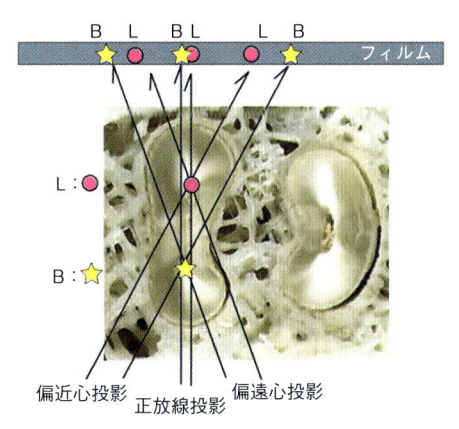

図8-10 「頬側構造の照射逆側移動」の模式図（加藤ほか，2006.[27]）
偏心投影では頬側構造物が照射コーンの位置づけと反対側に移動（buccal object rule）．舌側構造物は動かないことから SLOB（same lingual opposite buccal）rule[3] ともいう．

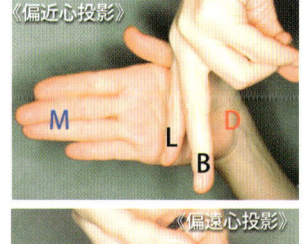

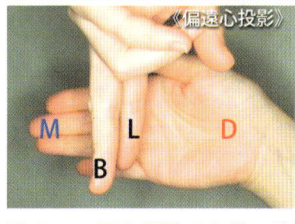

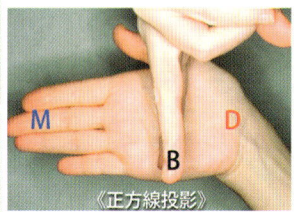

図8-11 偏心投影での頬・舌側根管の写り方（buccal object rule）の確認法（加藤，2005.[26]）
手指2本で頬側（B）・舌側（L）根管を，手掌でフィルムを仮想し，目線を照射コーンの位置づけとし偏心させ，2次元画像を想定し写り方（頬側構造の照射逆側移動）を確認．

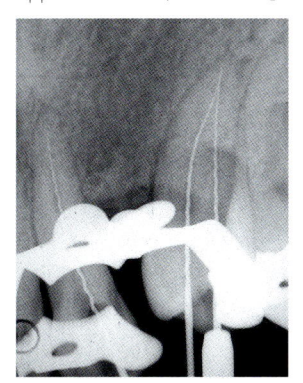

図8-12 偏心投影法の応用症例
上顎第一小臼歯の根管は，根尖部で頬・舌側根管の合流（type 2-2-1）が判定できた．

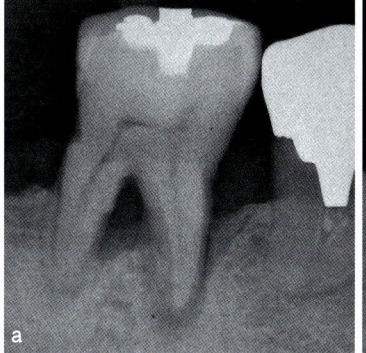

図8-13 偏心投影法の応用症例
a：術前Ｘ線写真画像．（上昇性歯髄炎の症例） b：根管長測定の偏遠心投影写真．30°以上に偏心させて撮影した．近心頬側根管にＫファイル，近心舌側根管にＨファイルを使用．

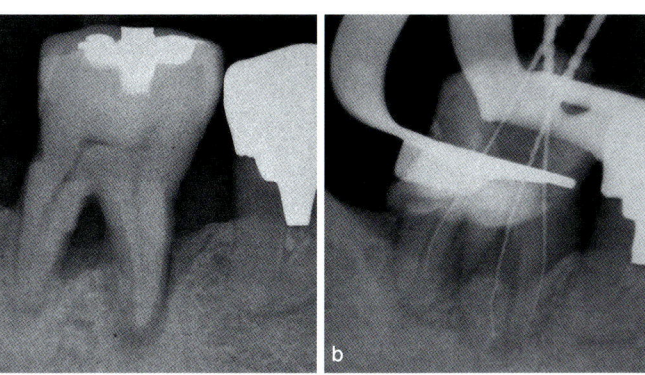

Chapter 8 根管形成のための作業長設定

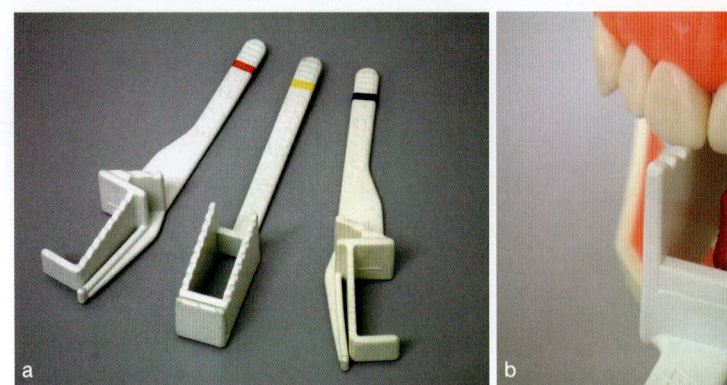

図 8-14 根管内にファイルを入れた状態で咬合保持できるフィルムホルダー（EndoPro）（加藤ほか，2006.[27]）
a：左右が臼歯部用，中央が前歯部用．b：前歯部用の設置状態．

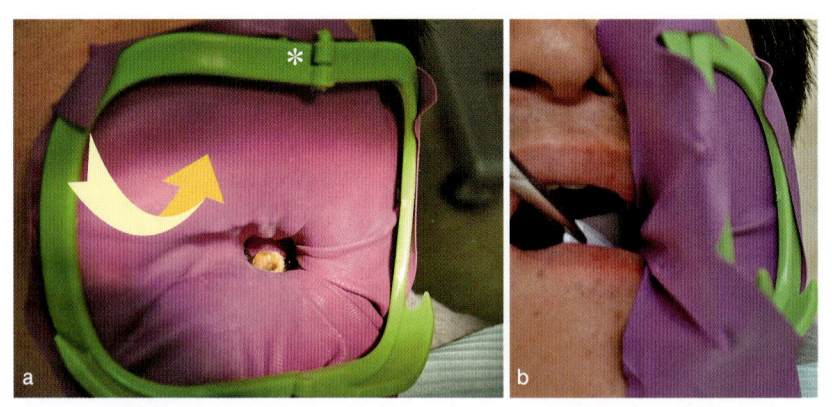

図 8-15 開閉可能なラバーダム用プラスチックフレーム）（加藤ほか，2006.[27]）
a：大臼歯に装着状態．ヒンジ部分（＊）で開閉できる．b：フレームを開き止血鉗子で把持したフイルムを設置．

による違いも大きい[25]．新たな機種を採用する際は，X線的手法を併用して装置特性を十分に検証しておきたい．

Chapter 9 根尖側 1/2 の根管形成と切削指標

Self Check 知己 根尖側 1/2 の根管切削操作

Q1. アピカルシートは歯種ごとでほぼ同じサイズになるよう切削する

— Yes or No

Q2. ステップバック形成後，根管壁面には階段状の段差ができる

— Yes or No

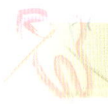

根尖側 1/2 の根管切削——設計と指標

根尖側 1/2 の根管形成として付与する形態は，①根尖孔部の抵抗形態としてのアピカルシート（ストップ）と，②根管経路に沿ったフレアー形態である[28]．では根管充填位置を根管内で制御する形態として，根尖部抵抗形態が機能するには，どの程度のサイズまで切削すればよいのだろうか．

根尖部抵抗形態の設計でサイズの基準となるのは，患歯の根尖孔部幅径である．根尖孔部までの経路探索（パスファインディング）時に計測された IAF（Initial Apical File）サイズが，根管幅径を推定する数値となる．IAF よりも少なくとも 3 サイズアップのファイルまで切削を行って，根尖部最終形成ファイル（Master Apical File；MAF）とするのがミニマムとされている[28]．たとえば，IAF が 25 号なら MAF は 3 サイズアップの 40 号程度となる．Self Check の Q1 のように歯種で MAF サイズが決まるわけではない．

図 9-1 の組織像で設計のイメージを示したが，3 次元的には根管の根尖孔付近でも扁平傾向がある（図 9-2）．根尖孔部を横断面でみると，楕円形あるいは類円形を呈している．したがって，臨床で IAF として計測しているサイズは，根管幅径の最も狭い幅（短径）を測っていることになる．

横断面が類円形の根管壁面を機械的に清掃するために，最大幅（長径）を包含するように切削するような MAF（図 9-3）設定の基本となる指標を考えてみよう．日本人永久歯の解剖学的計測データでは，Shimizu ら[29]はマイクロ CT を用い非破壊的に日本人上顎小臼歯の根尖孔付近の根管の長径・短径比を計測し，頬側根管で 136.7％，舌側根管で 150.2％と報告している．Wu ら[17]のデータでも，根尖 1mm での根管幅径平均値の頬舌径・近遠心径比

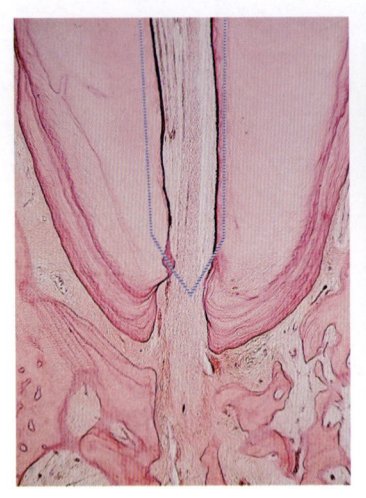

図9-1 根尖部周囲の組織像（ヒト）（加藤ほか，2000.[9]）と抵抗形態の設計イメージ（青破線）

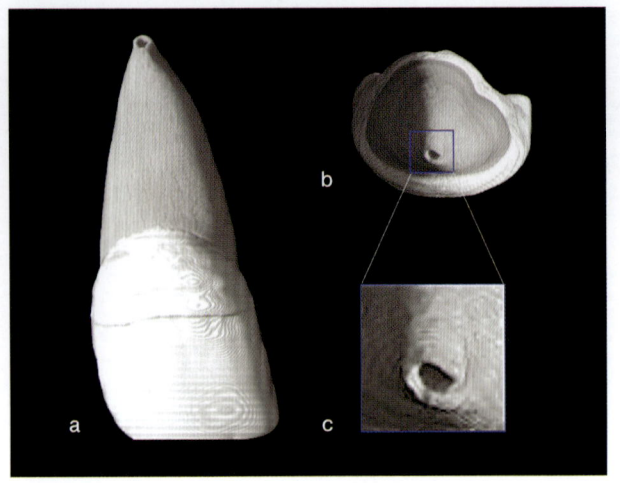

図9-2 上顎中切歯のマイクロCTによる3D像
a：唇側面像．b：根尖側面像．c：根尖孔部（b枠内）の拡大像．根尖孔形態は類円形で長径と短径がある．

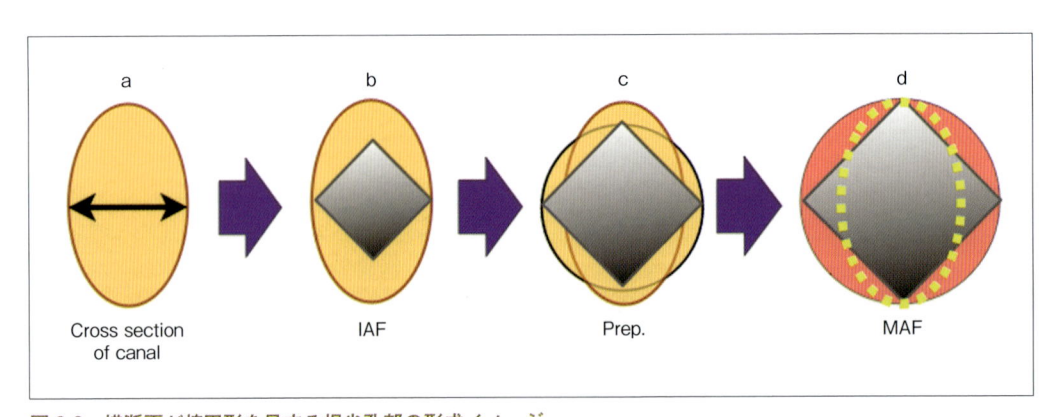

図9-3 横断面が楕円形を呈する根尖孔部の形成イメージ
a：術前の横断面形態．両矢印は楕円の短径．b：IAFの根管壁壁面への接触状態．楕円の短径部分に接触．c：サイズアップして形成．一部未切開域が残存．d：MAFサイズで楕円形の長径を含み根管形成完了した状態．

が150％を超えるのは3部位のみであることが示されている（図9-4）．

したがって，MAFをIAFの概ね1.5倍のサイズにするのが根尖孔部切削の指標として妥当であろう．たとえばIAFが30号サイズなら，その1.5倍の45号サイズがMAFとして適切なミニマムサイズとなる．MAFサイズをIAFの3サイズアップとする方法と近似したサイズになるのは興味深い．

MAFの基準となるIAFのサイズ計測精度を上げるために，ファイル先端でのみ根管壁の切削抵抗が触知できる状況（図7-7，type A）になるよう，パスファインディング時の切削手技で配慮することが必要である．

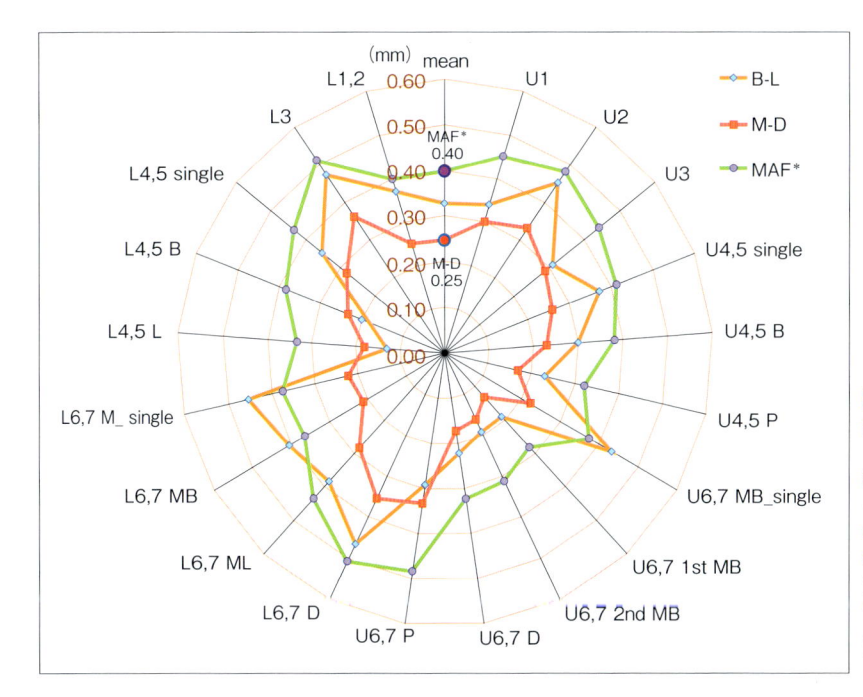

図9-4 Wuら[17]による解剖学的な根管近遠心幅径（M-L）と頬舌的幅径（B-D）計測のデータ（meanを除く）と，いずれか狭いほうの幅径の1.5倍をMAF*として示したグラフ[5]（単位：mm）
大臼歯の3部位以外の根管ではMAFサイズが広いほうのB-L幅径を上回っている．

次にフレアー形態の付与だが，手用Kファイルを使用する場合，ステップバック法での設計が基本となる．一般的にMAFから1サイズアップするごとに1mmずつ切削域を減じる方法（図9-5）を採るが，切削域の減じ方でテーパーはいかようにも設定できる．一般的な1mmずつのステップバックなら0.05テーパー，0.5mmずつなら0.10テーパーとなる．

Self Check Q2項目のステップバックの段差については，非常に大きいかのようにイメージ（図9-6）してしまうと，過剰な仕上げ切削操作の誘因になる．実際の相対比率に合わせて根管形成の設計を行い（図9-5，7），適切なイメージを切削操作に反映したい．ミニマムな切削設計から考えてみよう．IAFサイズが解剖学的25号でアピカルシート部（MAF）40号，4段階のステップバックKファイルで行えば，その1mm上方はゲーツドリル#2（φ：0.7mm）の切削域となる．

根尖側1/2での切削操作の要点

切削操作にあたっては，基本的に根管は曲がっているため，ファイルへのプレカーブ付与が必須となる（図9-8）．プレカーブさせているので，手用Kファイルでの回転切削操作（いわゆるリーミング）は，回転で根管壁を「ねじ切る」のではなく，刃がまわることでわずかに挟みつけている壁面を「掻

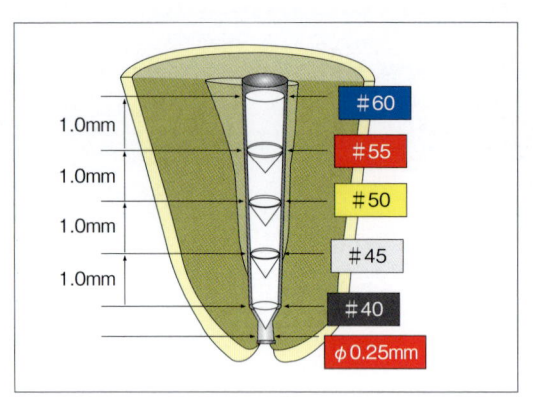

図9-5 ステップバックの設計（IAF：#25の事例）（加藤，2000.[1]）
IAFよりも3サイズアップしたMAF．フレアー形態はサイズアップごとに1mmずつステップバックで形成．

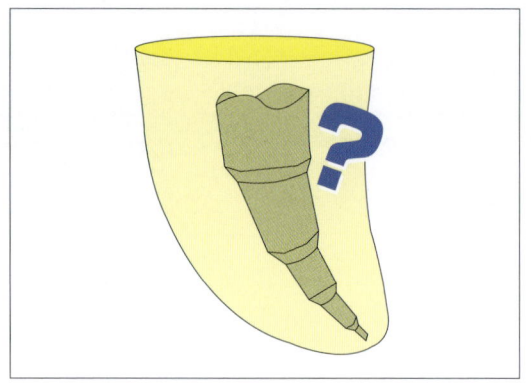

図9-6 ステップバック法の誤ったイメージ（加藤，2005.[22]）
実際のサイズ比率を無視した直径で倍々の段差になっている．実際はこのような段差はつかない．

図9-7 ステップバック法によるフレアー形成全体の設計と段差（加藤，2005.[22]）
歯根長12mmを基にした根管形成の設計．a：ISOファイルサイズで想定．b：歯冠側をゲーツドリル（Gates）で切削することを想定．c：ステップバックでのサイズ間の段差は0.015mm．d：根管模型にbの形成後のレプリカのSEM．

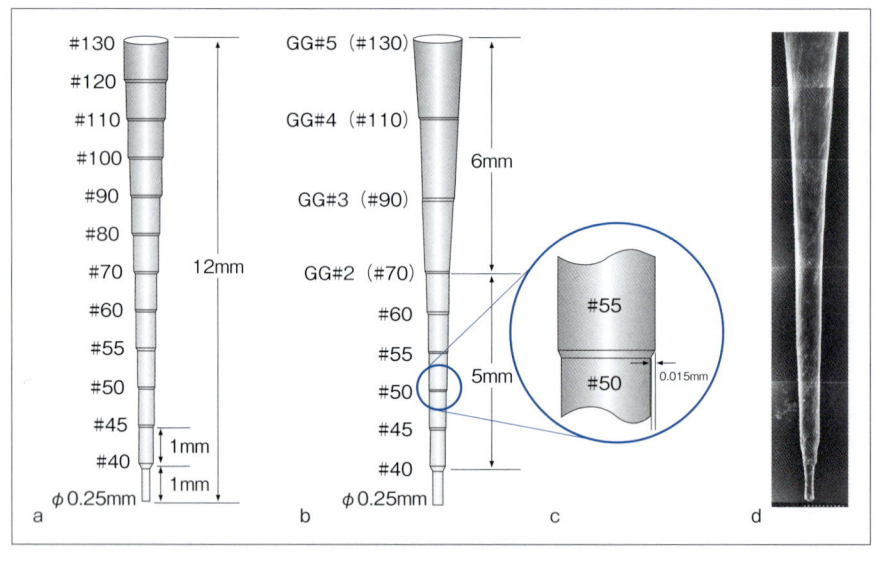

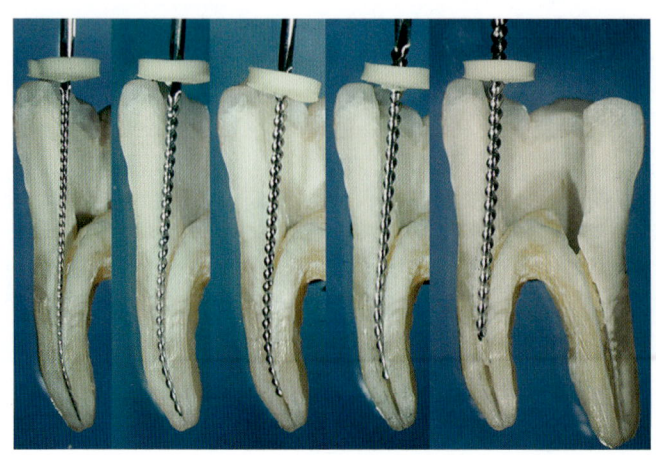

図9-8 根尖側1/2根管のステップバック法手順（加藤，2000.[1]）
ステップバック操作で太いサイズほどファイルが根尖から離れ，プレカーブも不要になる．

Part 2 根管処置での切削操作——設計と実践

き取る」操作，"turn and pull"で行う．刃のピッチが狭い K ファイルの"turn"は 1/4 回転（90°）程度でとどめ，"pull"の 2～3mm のかき上げ時にファイリングのような効果が出るように切削する．通常のファイリング操作を合間に交えることで，ファイルの刃が嚙み込む長さをさらに短くできる．

ファイリングは根管壁に拘束されないので破折のリスクは低い．だがファイルの柔軟性を過信し，プレカーブを付与せずとも根管壁全長にわたるファイリングでも支障がないというような希望的イメージは，種々の不正形態発現につながる（図 9-9）．

もし，作業長の基準点が明確化しないまま，さらに手用ファイルへのプレカーブ付与など，適切な根管切削のための配慮がないままに，根管の根尖側 1/2 を不用意に切削すれば，不正なジップ形態（根尖孔の涙滴状破壊：図 9-10）が生じてしまい，わずかに歯冠側寄りの部位には医原性狭窄（エルボー）も相まって，緊密な根管充填を行うのはきわめて困難になる（図 9-11）．患者の不快症状発現リスクが高くなるのはいうまでもないだろう．

手用ファイル類の刃部は，根尖側 1/2 エリアだけの根管壁に使用するよう注意を払う（図 9-12）．根尖部の切削時には「根管口付近に手用器具の刃を当てない・削らない」を原則とすることで，適正なファイリングを行い得る．

ファイリング操作は短いストロークで，かき上げ時のみ切削する．K ファイルでの押し切りは目詰まりを生じる．太めのファイルでも，専用器具（図 9-13）を利用しプレカーブを付与すれば，スムースに根尖付近に到達できる．

根尖部形成時の臨床上の注意事項

MAF が適正か不足かの判定のために，根管形成後に根尖孔サイズを再計測する．基準となる IAF 計測サイズを補正するために有効である．根尖孔部形成の適否を判定するには，MAF やガッタパーチャポイントよりも根管乾燥のペーパーポイントを用いる方法（図 9-14）が，臨床的手法として簡便で，精度も高いとも報告されている[30]．

開いていたが医原性で通せなくなった根管の場合，根尖部ステップ形成（図 9-15）がその原因の典型である．先端を小さく曲げたファイルを歯冠側から根尖側に進め，接触する根管壁面の位置を変えながら探索して，経路を再確保する（図 9-16）．基本的に「根管は曲がっている」のだから，真っすぐな K ファイルが解決する状況はまれである．パスファインディング当初から，手用ファイルはその先端をわずかに曲げて使用するとすべきである．

なお，根尖病変を有する症例では，定型的なアピカルストップ設定はでき

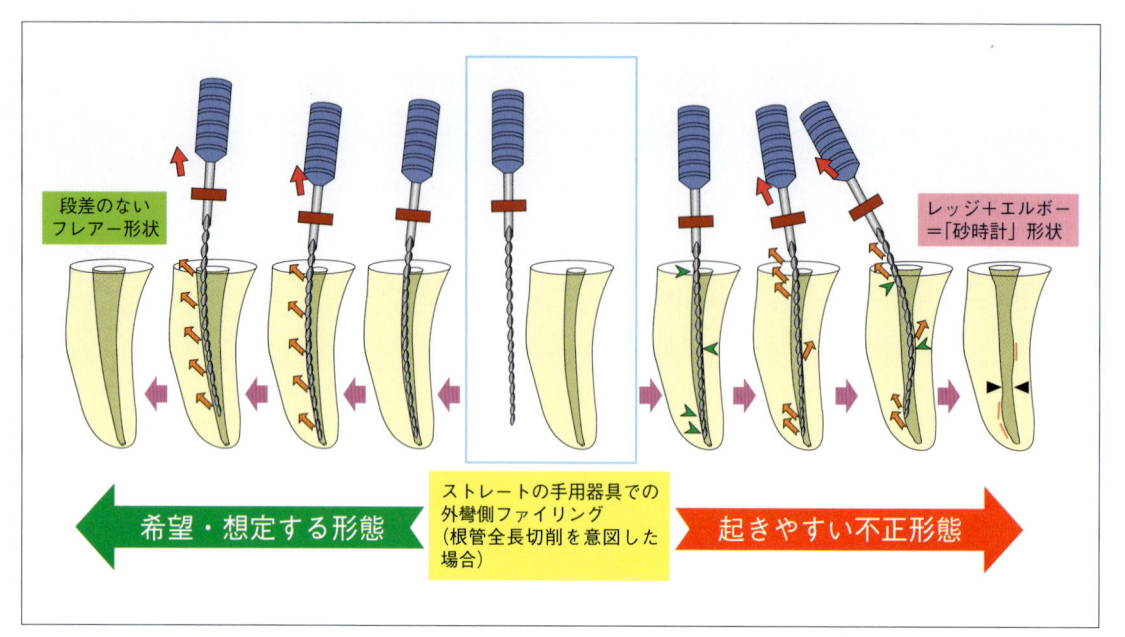

図9-9 わずかな彎曲根管での根管全長にわたるファイリングの影響（加藤，2005.[22]）
左のように切削圧を根管壁に均等にかけることはきわめて困難．実際は右のように根管口部を支点にファイルがたわみ，根尖側に不正形態レッジとエルボー（▲）による「砂時計状形態」が発現しやすい．作業長も不正だとさらに重篤な根尖孔破壊（涙滴状破壊・根尖孔移動）を生じる．

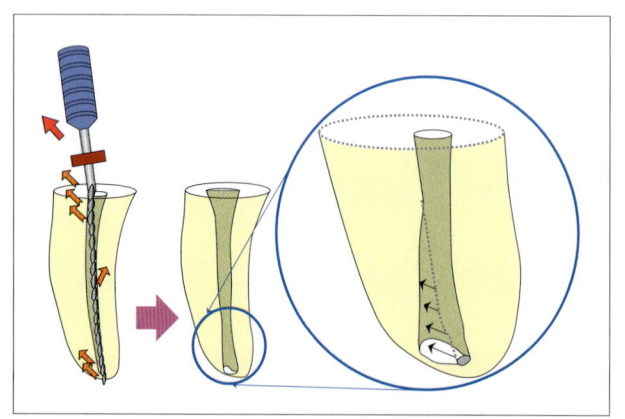

図9-10 不正形態ジップ：根尖孔の涙滴状破壊形態（加藤，2005.[22]）
作業長を長く設定したストレートの器具でのファイリングによるものを示す．不用意な全回転リーミングでも発現．

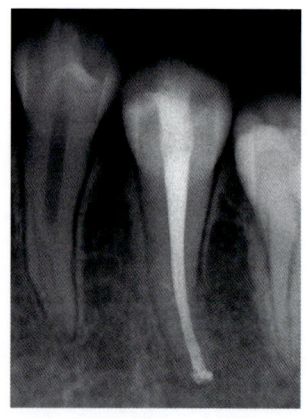

図9-11 不正形態ジップ発現症例（加藤，2005.[22]）
根管充填材の逸出リスクが高い．

ないことも多い[29]．根尖孔付近の歯質吸収状況を診断し，アピカルストップの位置，サイズを決定する必要がある（**図9-17**）．根尖部歯質吸収の多寡は症例によってさまざま（**図9-18，19**）だが，抜髄根管との相違点として認識しておかねばならない．

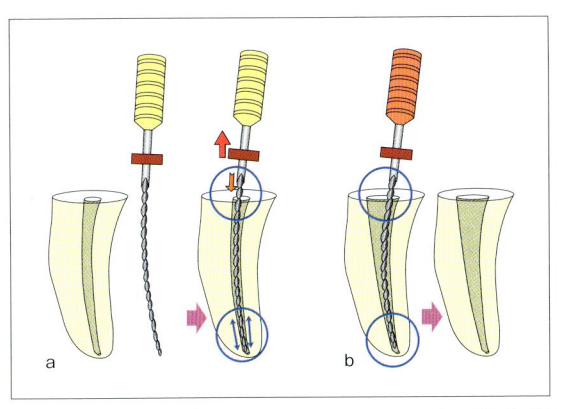

図 9-12 プレカーブを付与した正しいファイリング（加藤, 2005.[22]）
a：想定される根管彎曲よりも少し強めに屈曲．b：作業長で挿入したときは根管口付近に刃を接触させず，かき上げ時にのみ切削．

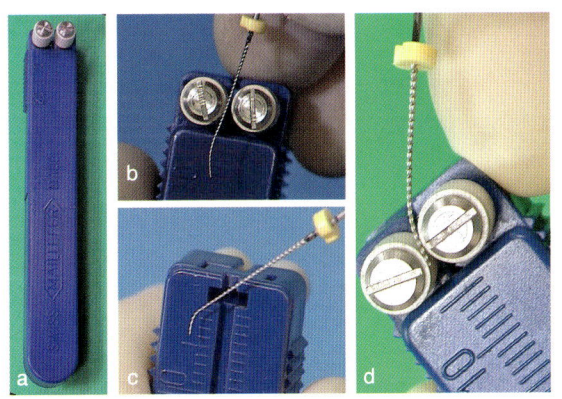

図 9-13 ファイルにプレカーブをつける専用器具
（a）は全景．上端のローラー部で緩めのカーブ（b），樹脂部で強めのカーブ（c）を付与できる．太いサイズのKファイルでも容易（d）．

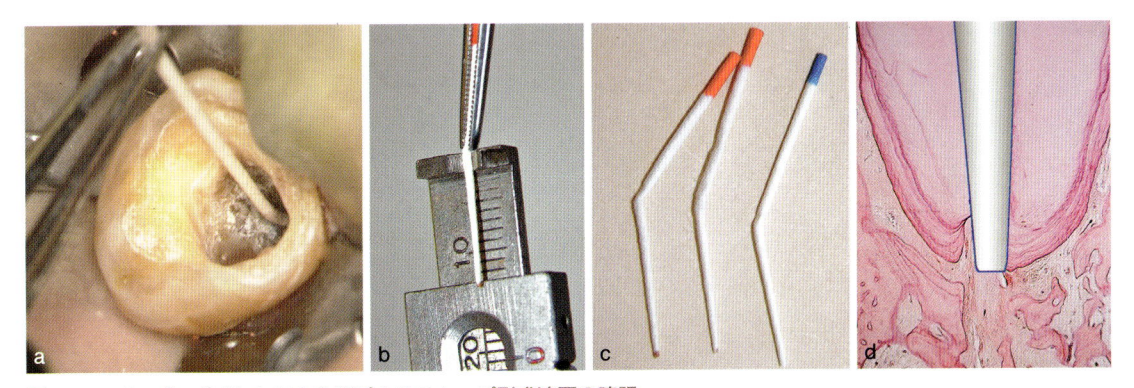

図 9-14 ペーパーポイントによるアピカルストップ形成適否の確認
a：MAFサイズのペーパーポイントを挿入．基準点で把持し抜き出す．b：エンド用メジャーの作業長と挿入長を比較[5]，ペーパーポイントの挿入長のほうが長い（先端の血液付着に注意）．c：55号のペーパーポイントでは先端に同じような血液付着がみられる[5]．60号では血液付着がない．d：抜髄根管でペーパーポイントに血液が反復付着する状況を想定した図．アピカルシートサイズの形成不足か，作業長エラーによる根尖孔部破壊が原因．

Chapter 9 根尖側1/2の根管形成と切削指標

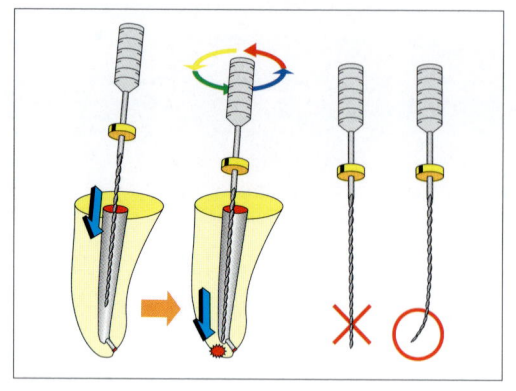

図9-15 開いているが医原性の根尖部ステップで開かない根管（加藤, 2005.[15]）
根尖部のほんの小さなステップであっても、ストレートのままのファイルでは、経路の再確保はできない。ファイルの先端は曲がっていなければ、根管壁の探査や経路触知はできない。

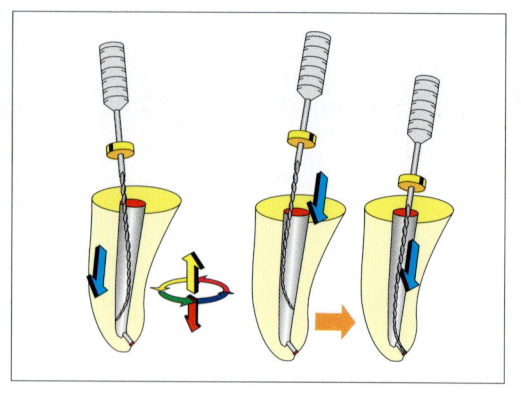

図9-16 先端を曲げたファイルによる根尖部ステップの回避と経路の再確保（加藤, 2005.[15]）
先端を根管壁に沿わせながら根尖方向に探査し、先端彎曲の方向を少しずつ変えて本来の根管経路を確保する。

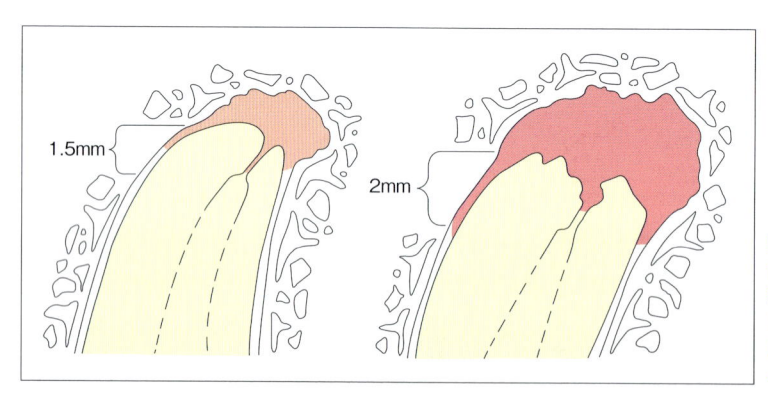

図9-17 根尖病変に伴う根尖歯質吸収に配慮したアピカルストップ形成位置設定（Ingle, 2002.[28] 原図から改変）

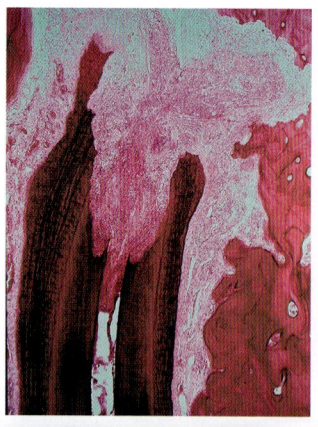

図9-18 著しい根尖歯質吸収と根管息肉を伴った根尖性歯周炎の病理組織像（サル）（湯澤, 1989.[31]）

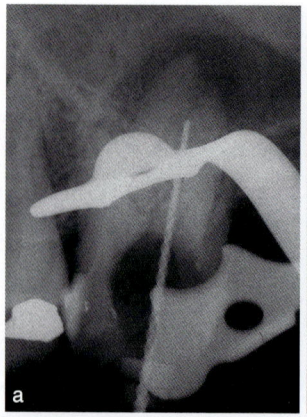

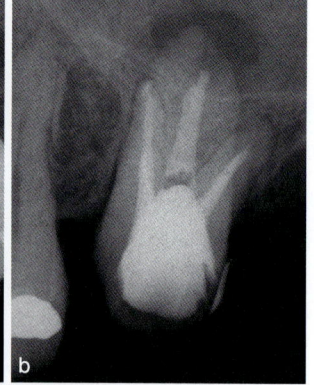

図9-19 根尖歯質吸収に配慮してアピカルストップ形成を行った再根管治療症例（加藤, 2011.[23]）
a：口蓋根管の作業長設定の確認。大きな根尖部透過像と根尖孔部歯質吸収を認める。b：根管充填後。

Part 2　根管処置での切削操作——設計と実践

> **知破知己 根管切削器具使用時の鉄則「刃は短く使え」**
> ・刃部を長く使うと意図しない根管壁を過切削
> ・刃と接触する根管壁面増加が器具破断を導く
> ・刃部先端だけの回転切削は安全性が高い
> ・プレカーブした刃部の内彎・外彎を使い分ける

図 9-20　根管切削器具操作の鉄則

　根尖側1/2の根管形成における，作業長の精度の確保と指標の見定め，形成形態の設計，ファイリング操作を主体にした切削法について述べた．特に切削技法では，術者が常に切削具のどの部分が切削にかかわっているかをイメージし実態と合致するように操作する[32]ことが重要である．図 9-20にまとめたように，「刃を短く使う」ことが，その最良の道であるといえるだろう[24]．

Part 3 根管内の無菌的環境の獲得と維持

Chapter 10 — 根管の清掃——効果判定と薬剤応用
Chapter 11 — 側方加圧充填法——再現性の高い技法

無菌的根管内環境の獲得と維持

　Part 2では緊密な根管充填のためのミニマムな切削操作である「根管形成」を中心に述べたが，根管形成はメインストリート整備にすぎない．根管形態に応じた機械的清掃，「根管拡大」が必要である．しかし根管内感染の排除，無菌的根管内環境の獲得という視点では，根管清掃剤の次亜塩素酸ナトリウム溶液が主役である．根管貼薬剤は，無菌化するための補佐的位置づけで応用するのが効果的で，無菌環境獲得の中心に据えるべきではない．

　根管充填は，それまでの治療ステップで獲得された無菌的根管内環境を維持し根尖部周囲組織が治癒するための環境を整えることが役割である．根管が再感染経路とならないように緊密に閉塞するためには，基本的な器材と術式について，その細部にまで精緻に構成することが重要である．

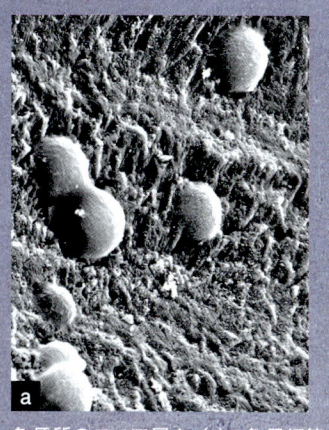

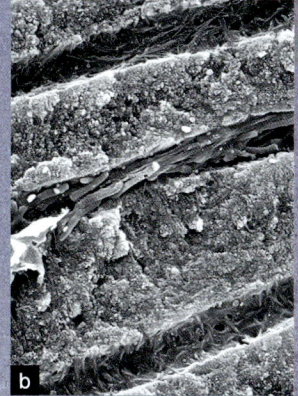

象牙質のスメア層上（a），象牙細管内（b）に増殖した微生物（SEM）
（加藤伸次博士のご厚意による）

Chapter 10 根管の清掃——効果判定と薬剤応用

Self Check 知己
根管の清掃・消毒の技法をチェックしよう
Q1. 次亜塩素酸ナトリウム溶液より FC が感染排除に効果的— Yes or No
Q2. 根管拡大は全周ファイリング— Yes or No

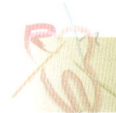

根管切削による清掃効果と薬剤応用

　これまでの章ではおもに，緊密な根管充塡のための切削操作を「根管形成」として述べた．本章では機械的清掃の観点から根管切削を再確認してみよう（Self Check 項目）．

　根管形成後に，根管全壁面が整えられたようなイメージ（図 10-1a）は抱かないほうがよい．根管は扁平なため，根管形成はメインストリート整備にすぎない．根管形成後にも，頰側根管壁，舌側根管壁および頰側・舌側根管間に未切削領域が広く残存していることを想定すべきである（図 10-1b）．

　根管内感染の排除・無菌化のためには，根管形成のみならず根管形態に応じた機械的清掃，根管拡大と次亜塩素酸ナトリウム応用による化学的清掃が

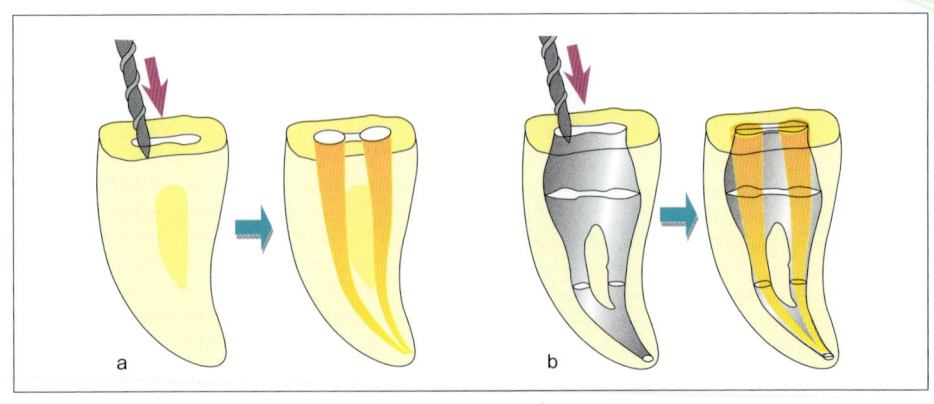

図 10-1　根管形成と根管切削域のイメージ（加藤，2005.[1]）
a：根管形成により根管内は機械的清掃されたイメージ．b：扁平な根管の根管形成後にフィンやイスムスが残るイメージ．

Part 3　根管内の無菌的環境の獲得と維持

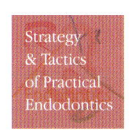

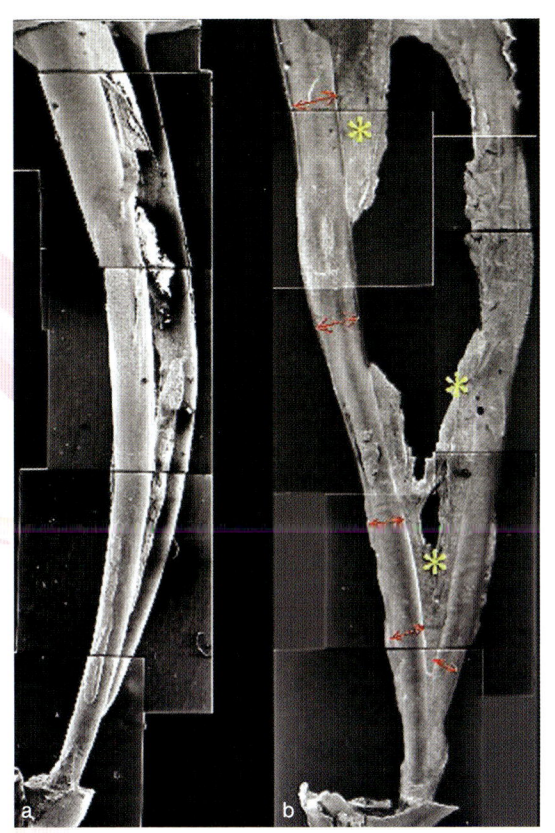

図 10-2　図 5　NiTi 製器具（Profile）形成後の根管内レプリカ SEM 像（下顎第一大臼歯近心根）（渡邊ほか，1998.³⁾）
a：根管レプリカ頬面観．切削域の概形は適切なフレアー形態として観察される．b：同レプリカの遠心側面（分岐部側）観．根管分類 type 2-2-1 相当．根管壁の切削域（←→）は限定的で，各部に未切削域（＊）を認める．頬・舌側間の根尖側 1/3 部のイスムスが広範囲．

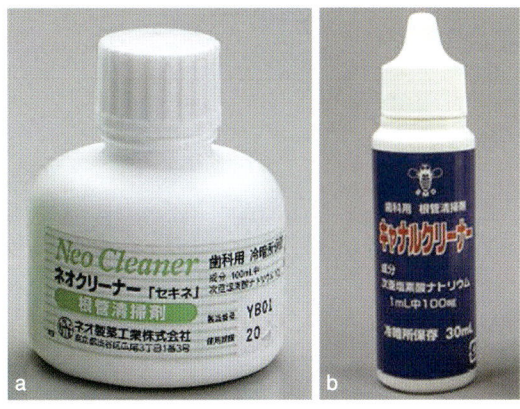

図 10-3　歯科用次亜塩素酸ナトリウム製剤
a：液状の製剤．b：ペースト状の製剤．いずれも 10％含有の製剤．

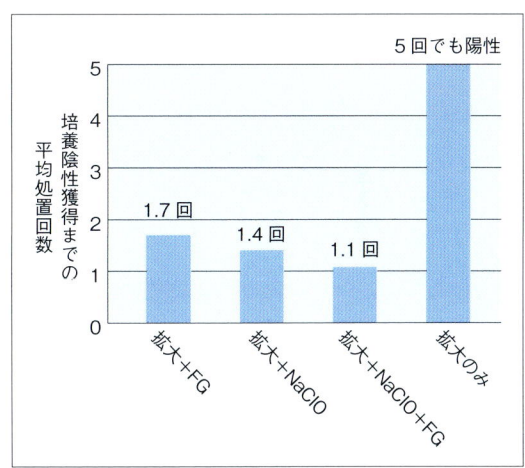

図 10-4　根管拡大と薬剤応用の有無が根管内無菌化に及ぼす影響（有泉ほか，1996.⁴⁾より改変）
拡大：生理食塩液浴下に根管の拡大形成．FG：根管貼薬に FG を使用．NaClO：拡大時の清掃剤に 10％ NaClO を併用．根管切削時の NaClO 併用が感染排除での強力な武器であることがわかる．

根管全域で必須²⁾である（図 10-2）．根管の無菌的環境獲得という目的からすれば，次亜塩素酸ナトリウムは根管切削と並び立つ主役である（図 10-3）．これに対して根管治療消毒剤は，いわば助演クラスとして位置づけるのが適切である．Self Check の Q2 は"No"であるが，三つを有効に組み合わせることで，効率的な無菌的環境の獲得（図 10-4）につながる．

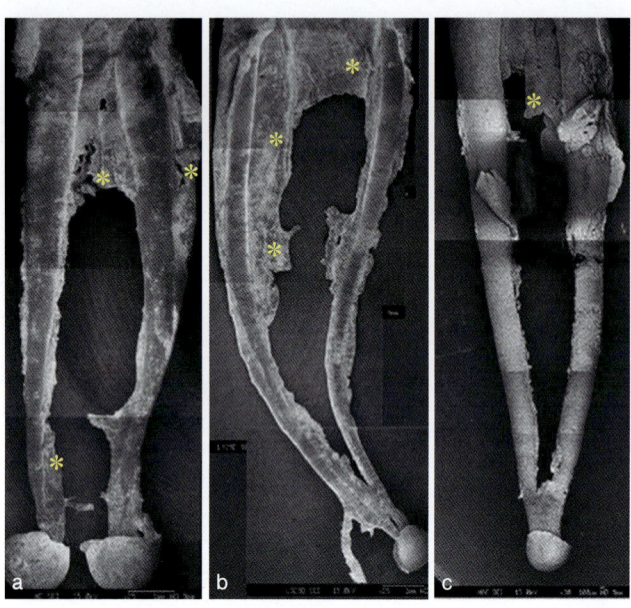

図10-5 さまざまな主根管分岐分類タイプの根管内レプリカSEM像（下顎第一大臼歯近心根：NiTi器具での形成後）（渡邊ほか，1998.[3]）
a：主根管はtype 2-2-2（切削具：GT rotary）．レプリカ頬面観．切削域は根管経路に沿っている．b：主根管はtype 2-2-2で形成されているが，画像ではほぼ2-2-1の様相（切削具：TacEndo）．c：主根管はtype 2-2-1（切削具：LightSpeed）．比較的シンプルな形態．いずれも各部に未切削域（＊）を認める．

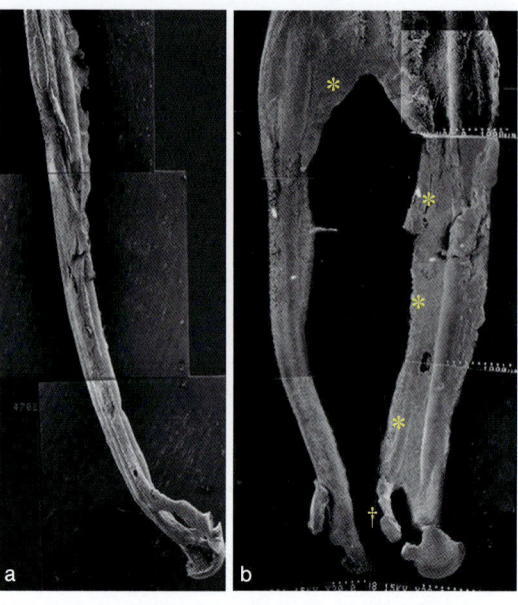

図10-6 NiTi製器具（LightSpeed）形成後の根管内レプリカSEM像（下顎第一大臼歯近心根）（渡邊ほか，1998.[3]）
a：根管レプリカ頬面観．切削域は根管経路に沿っている．b：同レプリカの遠心側面（分岐部側）観．各部に未切削域（＊）を認める．根尖側1/3部の幅広のフィン（＊）から開口する根尖孔（†）を認める．フィンの探索と機械的清掃の必要性は高い．

ではまず，根管形成手順後に追加すべき切削処置，機械的清掃「根管拡大」について考えてみよう．

根管形成後の根管壁面チェック

　臨床では根管長測定を終えて根尖側1/2の根管形成の段階となると，根管形態の情報収集への意識が弱くなりはしないだろうか．しかし根管切削操作が根尖側に及んでくると，先端を曲げて挿入する探索用Kファイル刃先の自由度も高まり，それまで併用してきた次亜塩素酸ナトリウムの効果も相まって，探りきれなかった根管形態も発見しやすくなる．つまり根管形成後は，主根管分岐バリエーションの再チェック（図10-5）と，根管拡大のターゲットであるフィンやイスムス（図10-6）を触知，判定し，機械的清掃できる絶好のタイミング（図10-7）なのである．

　具体的に，主根管の分岐バリエーション（加藤の分類：Chapter 2, 図2-5）から考えてみよう．2根管口タイプの場合，中央部，根尖部での主根管合流

> **知彼知己 "相手"を知る……**
> **「根管形成後が局所診断チャンス」**
> ・根管を開け終えたとの安心が見落としの種
> ・根管のゆとり空間は根管探査の好環境
> ・プレカーブしたファイル刃先が探査の「目」
> ・フィンもイスムスも分岐も指先への感覚
> ・探査反復で分岐見落としリスク回避へ

図 10-7 根管形成後の根管形態探査

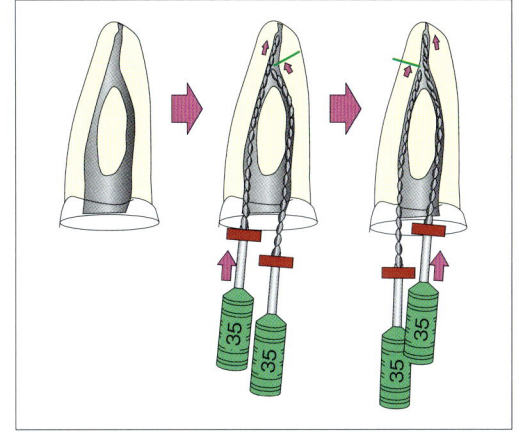

図 10-8 根管形成後の根管形態の再探査(加藤,2005.[1])
2 根管口タイプ.主根管分岐・合流状況チェック.頬側根管,舌側根管で交互でしか入らなければ type 2-2-1.一方がごく短ければ type 2-1-1(イスムスを拡げると type 1-1-1 になる可能性も想定).

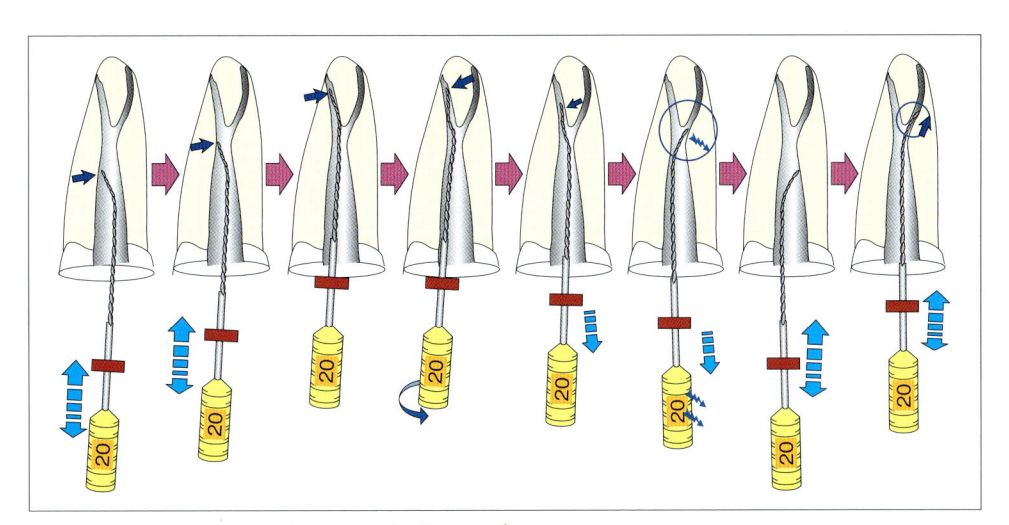

図 10-9 根管形成後の根管壁チェック(加藤,2005.[1])
1 根管口タイプ.細めの K ファイル先端に小彎曲を付与,ファイル先端を頬側根管壁に接触させ,わずかな上下動で根尖方向に進める.根尖部でファイルを 180°反転しファイル先端が舌側根管壁に接触させつつ,歯冠側にゆっくりと擦り上げる.舌側根管壁から同様に行う.ファイル先端の挟みつけ感でフィンやイスムス,未処置根管を,弾かれる感触で根管分岐を判定できる.

の有無(type 2-2-2,2-2-1,2-1-1,etc)を再判定する(図10-8).当初 type 2-2-1 として切削処置していた根管が,頬側根管・舌側根管間のイスムスを探査,拡大しているうちに,頬・舌根管が広く連続し,もはやイスムスではなく type 1-1-1 となることもある.

Chapter 10 根管の清掃──効果判定と薬剤応用

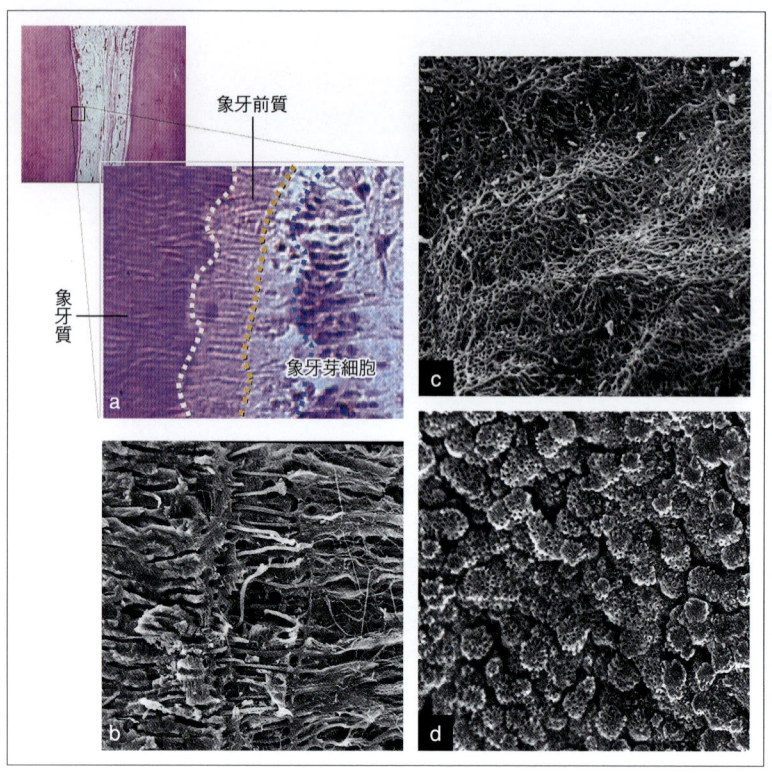

図 10-10 根管壁の組織構造（a, b）と NaClO 応用前後の SEM 像（c, d）（中村ほか，1989.[5]）
根管（a）から抜髄針で歯髄摘出後，有機質が豊富で未石灰化の象牙前質（b）は壁面残存（c）．NaClO 応用による石灰化域までの溶解除去（d）が必須．

　1根管口タイプは，中央部，根尖部での主根管分岐（type 1-1-2，1-2-2）が要注意である．上顎第二小臼歯や下顎第一大臼歯遠心根などの扁平1根管口形態の歯根では，いったん単純根管（type 1-1-1）と判断（あるいは思い込み）してしまうと，根尖部での主根管分岐を見逃しやすい．プレベントしたファイル先端で根管口部の頬・舌側根管壁からなぞり，こするようにして根尖孔部までチェックする（**図 10-9**）．根管形成後の探査で未処置の根尖孔にファイルが導かれ，type 1-1-2 と判明することも少なくない．この探査法の練度が上がってくると，狭いフィン領域の触知もしだいに容易になる．
　主根管分岐が存在しない場合にも，Kファイルでこのようなチェック・判定操作すること自体が，切削目的の明確な根管の機械的清掃処置であるといえる．Self Check の Q2 のようにとにかく根管壁を全周ファイリングというのでは，近遠心的には無意味な歯質削去を招くばかりか，前章（図9-9〜11）で示したような不正形態の発現につながりかねない．意図をもって切削部位を把握しながら行うのが，合目的な根管拡大である．

表10-1　配合禁忌の根管清掃剤と根管治療剤と反応[8]

◆次亜塩素酸ナトリウム
　　＋　グアヤコール　　→　沈殿，混濁，変色
　　＋　ユージノール　　→　沈殿，混濁
　　＋　ヨードチンキ　　→　変色
　　＋　アクリノール液　→　沈殿，混濁

◆オキシドール（3％過酸化水素水）
　　＋　ヨードチンキ　　→　発泡

図10-11　根管清掃用 EDTA 製剤（加藤，2005.[1]）
左：15％液状製剤，手前：15％ペースト状製剤，奥：5％液状製剤．

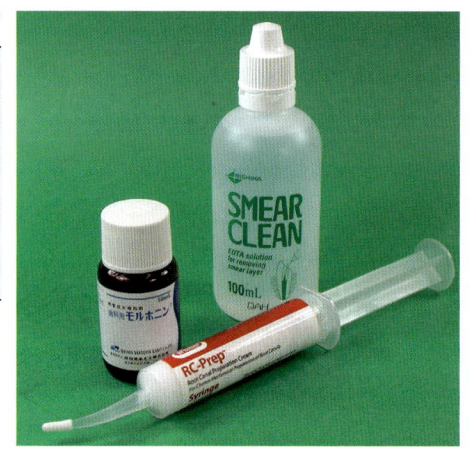

根管の化学的清掃

　根管の化学的清掃剤，特に次亜塩素酸ナトリウム溶液（NaClO）の応用は根管処置に必須である（図10-10）．手用ファイルが入り機械的清掃が可能なフィンやイスムスならば汚染物や感染歯髄を機械的に清掃すべきだが，触知不能な未切削領域は必ず残る以上，NaClO 溶液の効果を十分に活用するのが得策である．根管清掃剤 NaClO は，ウイルスを含むすべての微生物に有効な消毒剤でもある．有機質溶解効果のみならず根管消毒効果でも主役級の役割を担っている．NaClO による有機質溶解は濃度，温度，時間に依存的[6]なので，溶液濃度10％の製剤で作用時間をできるだけ長く確保するようにしている[7]．

　交互洗浄という用法では，中和発泡の反復に過ぎない．筆者は中和洗浄のオキシドール（倍希釈の1.5％ H_2O_2 を使用）は，基本的に当日処置の最終段階で用い，吸引乾燥しペーパーポイントで根尖部の乾燥を行っている．オキシドールを最後にすると内圧亢進するとの記述もあるが，仮封時のテンポラリーストッピング応用時やインジェクション法の垂直加圧根管充塡時の内圧亢進と比較して考えると，そのリスクは低い．むしろ NaClO との薬理学的配合禁忌[8]となる根管治療剤（表10-1）があるため，わずかでも NaClO の活性が残らないことを優先すべきであると考えている．むろん，中和後に滅菌精製水を選択すればより安心だろう．

　もし NaClO 溶液による化学的清掃に大きく依存する形成システム（いくつかの NiTi ロータリーファイルシステムなど）を採択するなら，超音波振動，あるいは可聴域振動装置の併用など，溶解除去効果がいき渡るよう配慮したい．

　また EDTA 製剤（図10-11）は，切削に伴い根管壁に微生物ともども塗

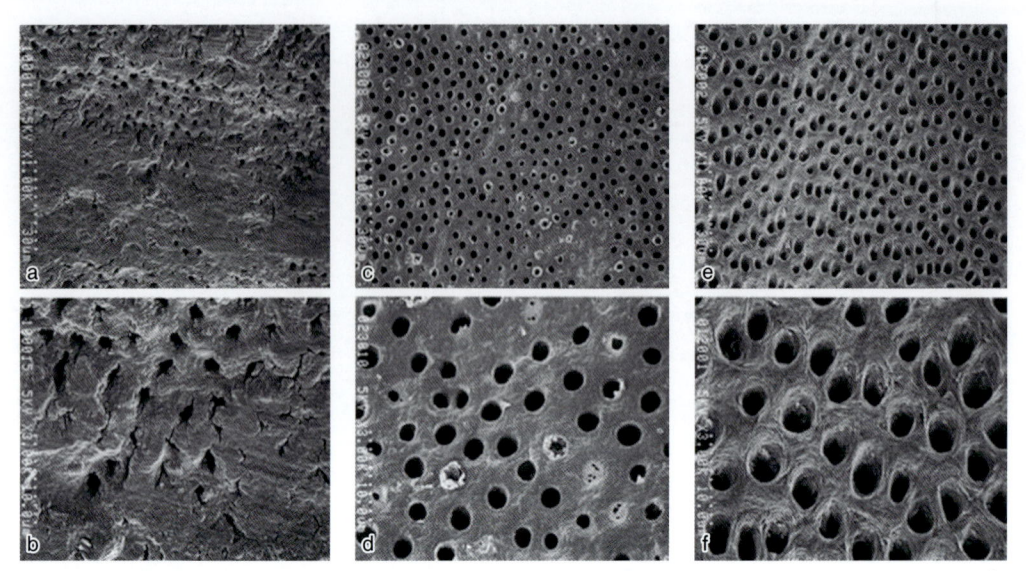

図 10-12 根管切削によるスメア層（a, b）と 15% EDTA 製剤応用後の SEM 像（c～f）（中村ほか，1989.[5]）
b, d, f は a, c, e 枠内の強拡像．EDTA はに比較的短時間でスメア層（a, b）除去効果を発揮する（c, d）．しかし応用時間が長くなるとスメア層除去のみならず象牙細管内にも脱灰作用は及ぶことがある（e, f：5 分間応用）．

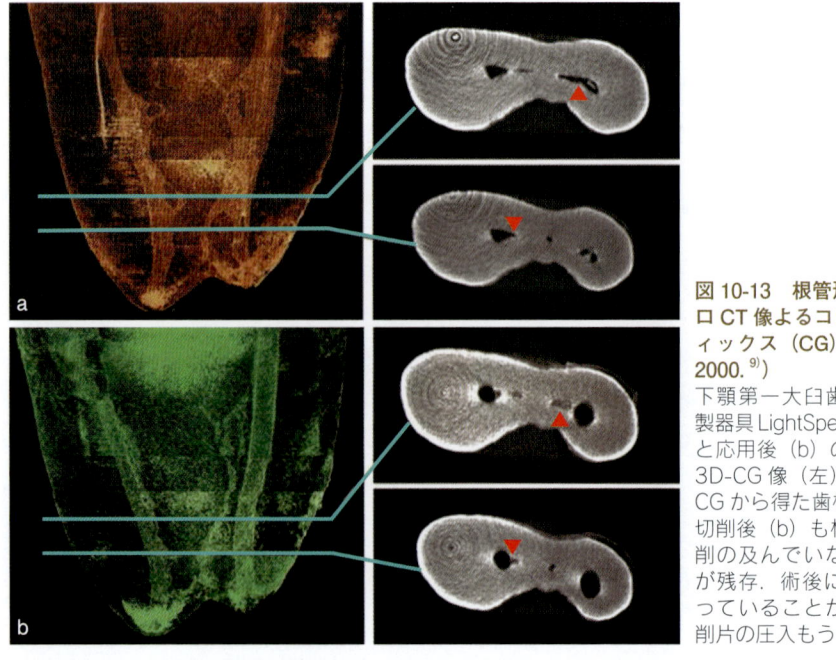

図 10-13 根管形成前後のマイクロ CT 像よるコンピュータグラフィックス（CG）像（加藤ほか，2000.[9]）
下顎第一大臼歯近心根への NiTi 製器具 LightSpeed の応用前（a）と応用後（b）の歯根透過設定の 3D-CG 像（左）と，非破壊的に CG から得た歯根横断面像（右）．切削後（b）も根尖孔近くでも切削の及んでいないフィン（▲）が残存．術後にやや不鮮明になっていることから，同部への切削片の圧入もうかがわれる．

Part 3　根管内の無菌的環境の獲得と維持

表10-2　根管治療剤の種類と特徴・効果（加藤，2009.[10]）

	ホルマリン系	パラホルム系	パラクロロフェノール系	グアヤコール	水酸化カルシウム
消毒効果の強さ	◎	◎	○	△	○
消毒効果の持続性	△	◎	△	△	◎
鎮静鎮痛効果	△	—	◎	◎	△
組織壊死作用	○	◎	—	—	△
組織治癒促進効果	—	—	—	—	◎

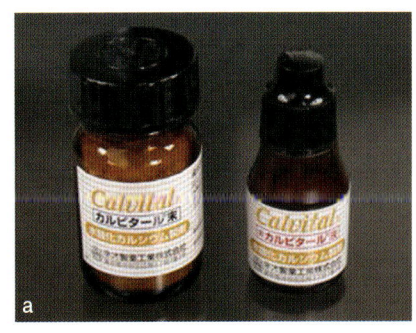

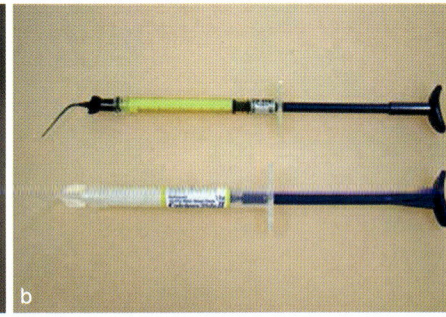

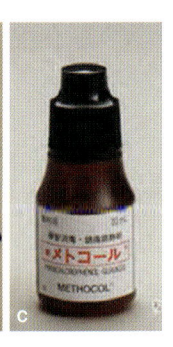

図10-14　根管治療剤
a：左粉液練和タイプの水酸化カルシウム・ヨードホルム製剤：カルビタール（CV）．b：シリンジ・プレミックスタイプの水酸化カルシウム製剤．カルシペックスⅡプレーン（下）は根管貼薬剤に適しているが，ビタペックス（上）はシリコンオイルベースのため成分溶出が少なく，短期間の貼薬よりも中長期の暫間充填用に向く．c：パラモノクロロフェノール・グアヤコール製剤：メトコール．

り込められたスメア層（smear layer）除去（**図10-12**）と，フィンやイスムスなの狭小な領域の切削片溶解（**図10-13**）のため，少なくとも根管貼薬の前段階で応用し，その後NaClO溶液で中和洗浄を行う．ただしEDTA製剤応用下に根管処置を長時間行うと，脱灰効果が過度に及び，さらに中和のNaClO溶液で有機質除去も加わると歯質の脆弱化も懸念される（**図10-12e, f**）．やはり化学的根管清掃は，NaClO溶液の効果を確実に発揮させるよう術式構成することがポイントとなる[2, 10]．

根管治療剤の応用と役割

根管治療剤（**図10-14**）の応用目的には①殺菌・消毒（感染対応），②鎮痛・鎮静（疼痛対応），③消炎・治癒促進（組織反応対応），④再感染防止（リスク回避），の四つがあげられる．①が貼薬の主目的ではあるが，症例に応じて明確な応用意図のもとに薬剤選択を行わなければならない．薬剤選択の目安として各系統の薬剤の特徴・効果[10]を**表10-2**に示した．

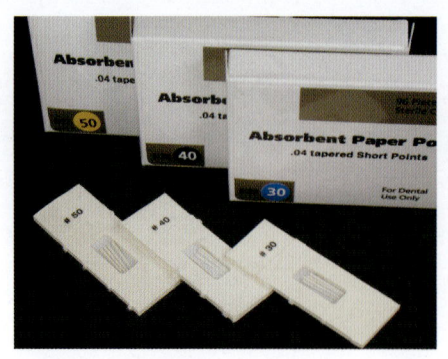

図10-15 根管貼薬用のショートタイプ・ペーパーポイント（加藤, 2004.[14]）
根管形成後の根管に包摂しやすいように，テーパーは2倍の0.04，長さは平均的歯根長に相当する12mmの規格で，滅菌済パック入り．通常のペーパーポイントのように切断による長さ調節が不要で清潔．

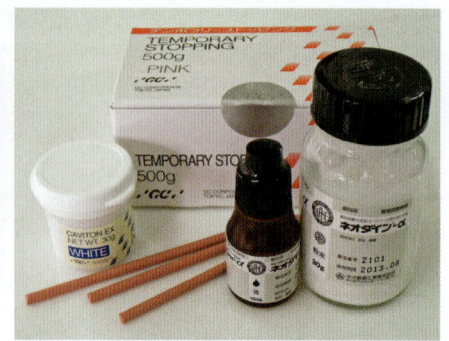

図10-16 代表的な仮封材
左：水硬性仮封材（キャビトン），中：ガッタパーチャ仮封材（テンポラリー・ストッピング），右：酸化亜鉛ユージノールセメント（ネオダイン-α）．

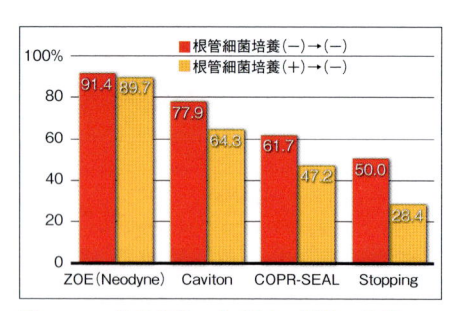

図10-17 抜髄根管の無菌性の維持・獲得における仮封材の影響（保田, 1972.[17] より作図改変）
抜髄後FC貼薬での臨床研究データ．ストッピング仮封では，抜髄直後に無菌判定例の1/2が次回時に菌増殖を認め，再感染を来している．無菌獲得率も酸化亜鉛ユージノールセメントの1/3．

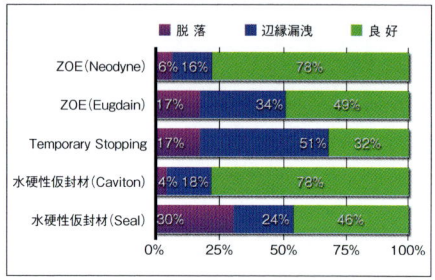

図10-18 各種仮封材の脱落性と辺縁封鎖性についての臨床評価（野崎, 1978.[18] より作図）
次回来院時の仮封材の残存状態と髄質内への漏洩の有無で判定．酸化亜鉛ユージノールセメントと水硬性仮封材の種別のみならず，製材による脱落性，辺縁封鎖性ともに差異がみられる．

　現在，根管貼薬には水酸化カルシウム製剤を選択するというのが，世界的なコンセンサス[2]を得ているといえるだろう．筆者も根管形成・清掃をほぼ終えたと判断できた場合には水酸化カルシウム製剤が第一選択である[10〜12]．水酸化カルシウム・ヨードホルム製剤（カルビタール）に加え，水酸化カルシウムと同等の消毒効果が報告[13]されているパラモノクロロフェノール・グアヤコール製剤（**図10-14**）を基本応用の根管治療薬として用いている．液剤の貼薬には歯根長に相当しテーパーの大きいショートタイプペーパーポイント（長さ：12 mm，テーパー 0.04）[14] を用いている（**図10-15**）．
　なお，水酸化カルシウムも根尖孔外への押し出しで顔面の化学熱傷の報告[15]もみられる．根管治療消毒剤はあくまで根管内に限定的に用いるものである．

また，抗菌剤の根管内局所応用についてはチェアサイド細菌嫌気培養法[13, 16]などを用いて，感受性試験から選択応用すべきというのが筆者のスタンスである．

仮封処置の重要性

忘れてはならないのが，仮封処置の重要性である．無菌的環境の獲得と維持に果たす仮封材（図 10-16）の役割，選択の重要性について，各自の臨床現場を再確認してほしい．根管貼薬剤の効果のみならず，それまでに積み重ねてきた根管無菌化のための処置効果が次回来院時まで確保できるか否かは，仮封材の特性に委ねられている（図 10-17, 18）．仮封材撤去の容易さなどの操作性，利便性を重視すると，無菌化を目指して費やした時間，労苦のすべてが灰燼に帰すことにもなりかねない[16〜18]．

患歯の状況や治療計画に応じて，歯冠修復用材料のグラスアイオノマーセメントやコンポジットレジンを併用することも，仮封処置の役割からすれば合理的である．

また次回来院時に歯面上の微生物を根管に持ち込まないような前処置が重要である．すなわち，ポリッシングブラシや超音波スケーラーによる機械的清掃とヨードチンキなどによる化学的消毒を行わねば，歯面に触れた治療用器具，材料が再感染の元凶となってしまう．メインポイント試適時，清掃・消毒をしていない歯面にポイント先端が触れることで，どんな予後がもたらされるかを想像してほしい．

仮封処置以降を含め，無菌的環境の獲得の観点からで述べた本章の諸事項を図 10-19 にまとめておいた．

知彼知己｜根管処置の相手と治療目的
「目的は無菌的環境の獲得と維持」

・根管は戦場，真の相手は感染
・根管切削，化学的清掃，根管消毒の総合力で感染排除
・治療間の根管内環境維持を委ねられる緊密仮封の実施
・全歯髄腔閉塞まで根管処置レベルで無菌的環境を維持

図 10-19　根管の無菌的環境の獲得・維持

Chapter 11 側方加圧充塡法——再現性の高い技法

Self Check 知己 側方加圧充塡法 LCM の基本をチェックしよう
Q1. マスターポイント先端 3mm がフィットするよう根管形成— Yes or No
Q2. GP は腰の強さよりも軟らかさがあることが優先— Yes or No
Q3. スプレッダーを揺らす操作が GP の側方圧接効果の主役— Yes or No

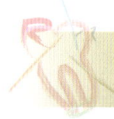

根管充塡の役割

　ここまで，切削を中心とした根管清掃の技法や薬剤応用について述べてきた．その主目的は，根管内の無菌的環境を獲得・確保することにあり，根管充塡はその成果を維持する役割を担っている．

　再感染を防ぐ緊密な根管封鎖を果たす方法としてガッタパーチャを主体とした術式[19, 20]が，数多く考案されている（**表 11-1**）．なかでもガッタパーチャポイント（以下 GP）と根管シーラーを用いる側方加圧充塡法（Lateral

表 11-1　根管充塡法の種類

```
A  ポイント状ガッタパーチャ充塡法
   1) 単一ポイント法（ISO 型ポイント，テーパーポイント etc.）
   2) 複数ポイント法
      a. 側方加圧充塡法
      b. カスタマイズポイント法（ロールドポイント法，逆ポイント法）

B  軟化ガッタパーチャ充塡法
   1) 根管内加熱軟化法
      a. 加温垂直加圧充塡法
         （シルダー法，コンティニュアス・ウェーブ法）
      b. 加温側方加圧充塡法（エンドテック，超音波チップ法）
      c. 機械的軟化コンデンサー法（マックスパッデン法）
   2) 根管外加熱軟化法
      a. 分割コーン法（セクション法，オピアンキャリアー法）
      b. インジェクション法
         （オブチュレーション法，オブチュラ，ウルトラフィル）
      c. コンパクター法（パックマック，タックエンドコンパクター）
      d. コア・キャリアー法（サーマフィル，FP コア・キャリアー法）
   3) 溶剤軟化法（クロロパーチャ法，ユーカパーチャ法）
```

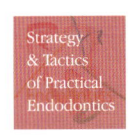

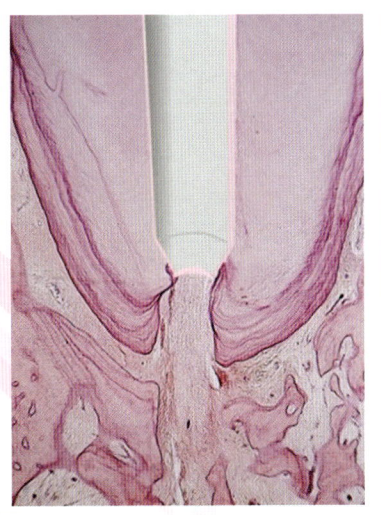

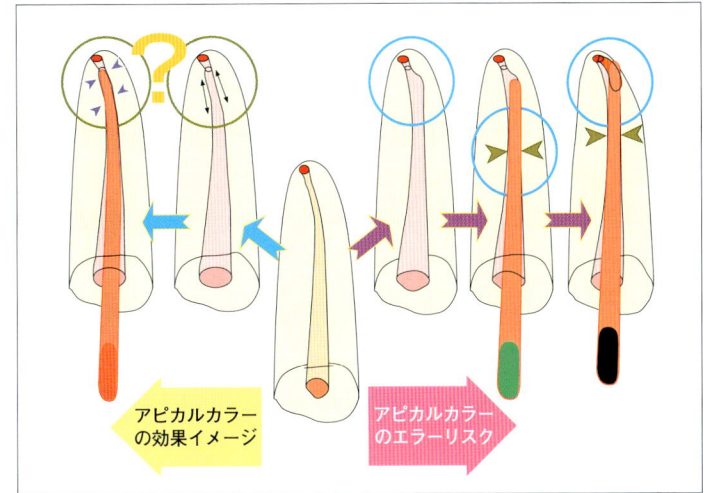

図 11-1 アピカルシート形成イメージ
（ヒト組織像に形成域を合成）

図 11-2 マスターポイントの適合イメージと根管形成（加藤ほか，2003．[22]）
左矢印のように，マスターポイントの適合効果をイメージしてアピカルカラーをリーミング操作で付与しようとするが，わずかな根管彎曲があると，右矢印のように根尖封鎖を困難にする不正形態（レッジ，ジップ，エルボー）を作りやすく，効果よりもエラーリスクのほうが高い．

Condensation Method；LCM）は，世界的標準術式といっても過言ではない．本章では，LCMにおけるGPの「側方」への「加圧」効果の基本原理を再確認して，実践上の要点を明らかにしたいと思う．まずLCMの既存イメージを「Self Check」欄で確認しておこう．

根管形成とGPのISO規格

本法の最大の利点は，GPの根尖部到達位置のコントロール性に優れていることである[19]．そのためには，根管形成でGPを受け止めるアピカルシート（ストップ）の付与（図 11-1）が必須である[19〜23]．

一方，GPを根尖部2〜3mmで適合させる切削操作，すなわちアピカルカラーの付与（図 11-2）は，形成エラーのリスクを包含している．アピカルカラー付与にはリーミング操作による回転切削が必要となり，通常のステンレススチール製切削器具で行うと，容易に砂時計状形態（エルボー，レッジ）といった根尖部不正形態を生じやすい（図 11-2右）．

また，基盤となる器材のISO規格にしても，手用リーマーやファイル類に比較して，GPでは大きな誤差（25号以上のKファイルで±0.02mm，GPは±0.07mm）が許容されている．さらに切削操作後の根管幅径は，当然，

Chapter 11　側方加圧充填法——再現性の高い技法

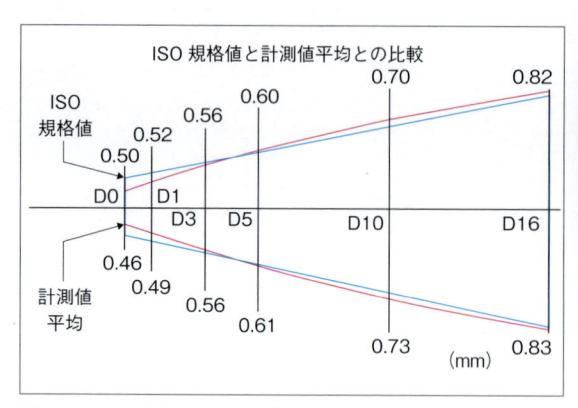

図 11-3　ISO 規格型ガッタパーチャポイント 50 号の直径計測例（10 本の平均）（加藤ほか，2003.[22]）
先端部 D0 は 0.46mm と細い．D3 以降は規格値に近似．

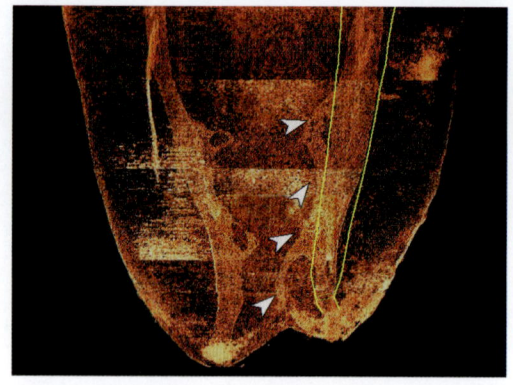

図 11-4　マイクロ CT による根尖部根管 CG（加藤ほか，2003.[21]）
根管形成予測域（黄線）から外れる未切削域（矢印）の緊密封鎖には加圧が必須．

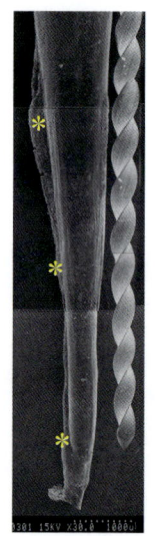

図 11-5　下顎切歯の根管形成（stepback 法）後の根管内レプリカと K ファイル 40 号（形成時の MAF）の SEM 像（加藤ほか，1995.[25]）
フィン（＊）が根管口直下から根尖孔部に続く．歯冠側からの再感染を防止する緊密封鎖のためには，加圧充塡操作を可能にするフレアー形態が必要．

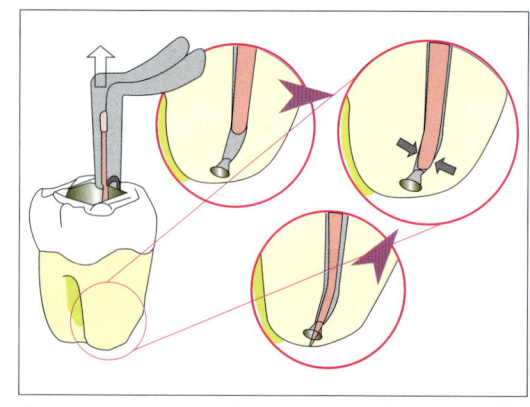

図 11-6　LCM のメインポイント試適（加藤ほか，2000.[26]）
挿入長さ，根尖部適合の二つを確認．適合はポイント先端が軽く挟みつけられるタグバック感でチェック．

　手用切削具の直径よりわずかながら大きくなる．そのため，ISO 規格の GP であっても，根尖部最終形成器具（Master Apical File；MAF）より 1 サイズ太いものから試適するのが妥当な製品も少なくない（**図 11-3**）．

　そもそも，LCM は GP の加圧変形性を利用して緊密封鎖を目指す方法[19〜24]である．Self Check の Q1 のようにアピカルカラー部を長くすると，根管根尖側 1/3 にはスプレッダーが到達せず，加圧充塡を放棄したシングルポイント領域となりかねない[18]．根尖孔付近にも想定すべき未切削領域（**図 11-4**）の緊密充塡を目指すには，根尖部から段差なく移行的で ISO 規格より大きな

Part 3　根管内の無菌的環境の獲得と維持

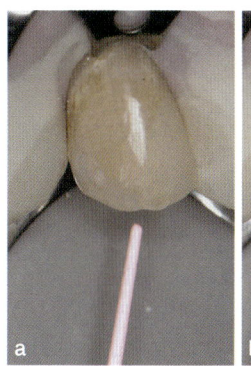

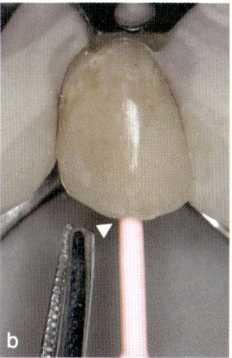

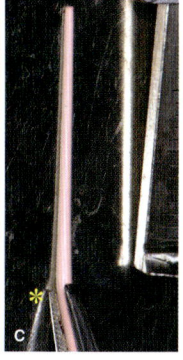

図11-7 メインポイント試適時の挿入長のマーキング
選択したGPには挿入前には作業長をマークしないで，根管に挿入．根尖部のフィット，タッグバック感を確認してから基準点（▲）で把持．エンド用メジャーで挿入長を確認後，ピンセット把持したまま折り曲げて長さをGPに印記（＊）．

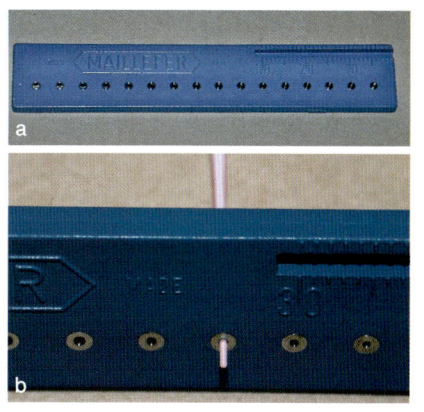

図11-8 ガッタパーチャポイントゲージ（a）
ISO規定サイズの孔に差し込み，細い突出部（b）を切断し規定サイズの先端径に調整．

7/100（0.07）以上テーパーをもつフレアー形成（図11-5）が必要とされる[20]．

メインポイント（マスターコーン）の試適（図11-6）の際は，①挿入長さ，②根尖部適合の二つを確認するが，GPは広い面ではなく先端部でのわずかな適合を目指す．エンド用メジャーでの挿入長印記は，試適前にするとポイントを汚染したり，無理に押し込もうとしやすいので，後まわしにする手順が実践的である．

【マスターポイント試適手順】

① MAFサイズより1サイズ大きいGPを選択（製品格差がある）．
② 選択したGPを根管に挿入，タグバック感で根尖適合を確認．
③ 根管充填用ピンセットでGPを基準点（作業長の基点）の位置で把持し，抜き出す．
④ メジャーでGPの挿入長を計測，作業長に近似（－0.5mm以内）することを確認．
⑤ トレー上に把持部を押し当ててGPに長さを印記（図11-7）．

手順の④で，試適したGPの適合が甘ければ，GPを1サイズアップダウンするか，先端1mmをメス刃でカット（＋0.02mm太くなる）して中間サイズを調製する．根尖孔付近でのタグバック感が得られる（図11-6）ようにして試適を終える．適合調整でのGPゲージ（図11-8）の使用は，正しいISO規格の先端径にGPを揃えるのには有効だが，中間サイズはGP先端を1mmほどカットすることになる．

Chapter 11　側方加圧充填法——再現性の高い技法

側方加圧充塡法の基本原理

【加圧効果】スプレッダー挿入で側方加圧達成

【GPの変形】スプレッダー挿入でGPは変形し対側の根管壁に圧接

【スプレッダーのGP刺入】スプレッダー刺入部ではGPが壁全周に圧接

【根管シーラーの移送効果】圧変形するGPによって根管シーラーが根管狭小細部に移送

【スプレッダーの圧痕】スプレッダーはGPへの定形的な圧痕形成

【圧痕と追加GPの形態適合】スプレッダーと追加GPの規格適合が根管充塡精度に直結

図 11-9　側方加圧充塡の基本原理

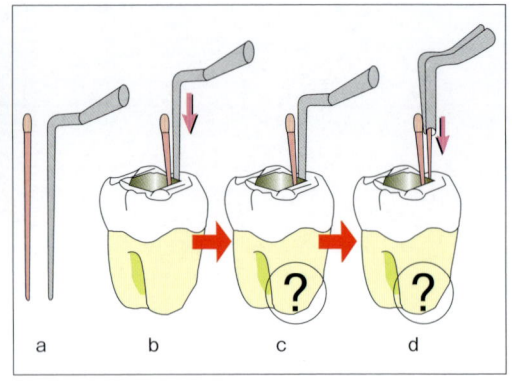

図 11-10　ガッタパーチャポイントとスプレッダーを使用 (a) し，スプレッダー挿入 (b, c) 後の根管に対し，アクセサリーポイント挿入 (d) という側方加圧充塡の基本操作ではどんな現象が起きているのだろうか？ 正しくイメージできているだろうか？ (加藤，2006.[23])

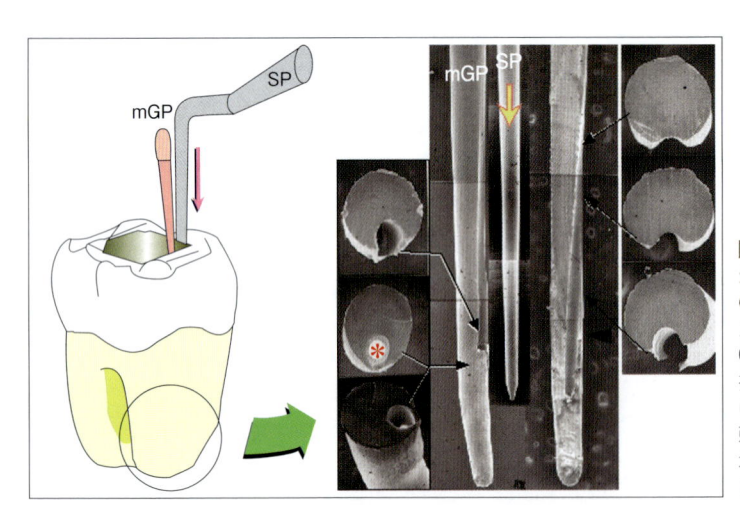

図 11-11　スプレッダー挿入後に根管内から抜き出したメインポイント (mGP) の SEM 像 (加藤ほか，2003.[22])
スプレッダー (0.25L：SP) 挿入でGPは変形し，挿入対側の根管壁に圧接 (矢印) される．根管の余地が少ないとスプレッダー先端部が GP 内側に刺入 (＊) する．同部以下の SP 挿入域では側方加圧効果がほぼ根管壁全周に及ぶ．

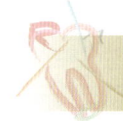

側方加圧の充塡効果と実態

　側方加圧充塡法の基本原理を**図 11-9** にまとめた．スプレッダーを用いたGPの可塑性，加圧による変形が原理の中核であるが，充塡操作開始当初のステップ (**図 11-10**) については実態に合致したイメージで理解されているだろうか？ 基礎的な面からアプローチしてみよう．

　図 11-11 はスプレッダー挿入後にマスターポイントを抜き出し SEM 観察したものである．根尖側ではスプレッダー先端が GP 内に圧痕形成している．同部位では GP が根管壁全周にわたって「側方」に圧接されている[22]．

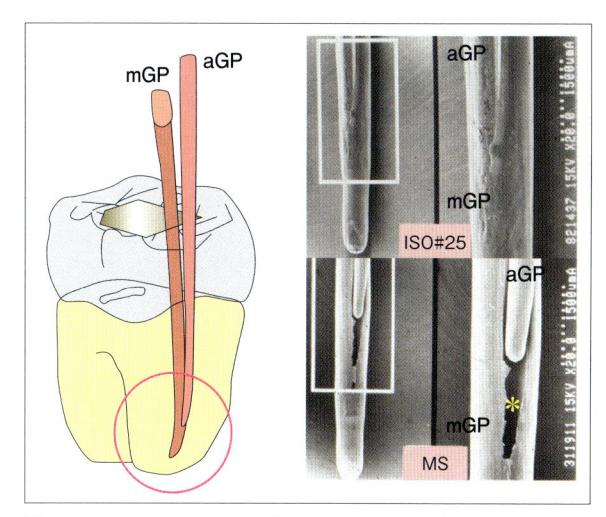

図 11-12　スプレッダー圧痕とアクセサリーポイント形態と適合（加藤ほか，2003.[22]）
アクセサリーポイント（aGP）の規格形態（先端径とテーパー）がマスターポイント（mGP）の圧痕と不適合なら，根尖側部での死腔残存（＊）に直結する．

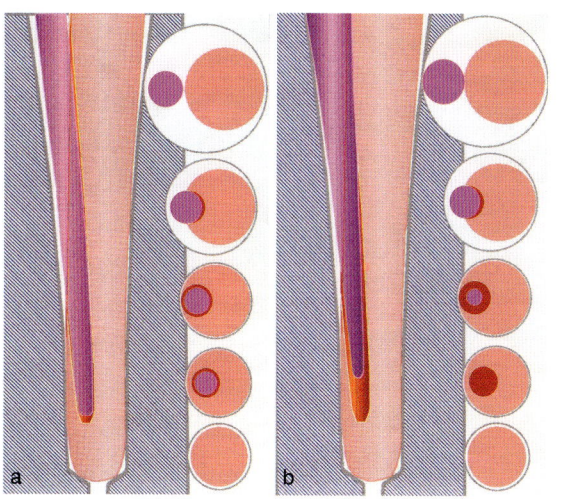

図 11-13　スプレッダー圧痕に対するアクセサリーポイント形態の影響
a：側方加圧後の圧痕にアクセサリーポイントが適合した場合．
b：アクセサリーポイント先端が細くてもテーパーが大きいと加圧痕底部に達せず根尖部に死腔が残存．

　挿入したスプレッダーが根尖側に進むにつれ，スプレッダー側面が根管壁を抵抗源としてGP側面を圧し，GPは根管壁に圧接される．さらなるスプレッダー挿入に伴い，GPは変形し根管壁に密着する．実際の術式では根管シーラーがGPと根管壁間に介在するので，圧接されたGPによって根管シーラーは根管の微小スペースに押し込まれる．つまりGPは変形する過程で，根管シーラー充填器の役割も果たすので，Self CheckのQ2のとおりGPには軟らかさが求められる．これが基本的な「側方加圧」の実態であり，加圧の主役はテーパーをもったスプレッダー側面である．

　このスプレッダーによる圧痕は，再現性の高い規格窩洞となる．そこで追加挿入するポイントは，スプレッダー形態に類似のものを組み合わせるとされている．いわゆるアクセサリーポイントと称するGPは，規格明示されておらず，「細大」や「FL」といったサイズ表記が同じであっても，製造元により形状（先端径，テーパー，長さ）はさまざまである[23]．アクセサリーポイントには先端が細くともテーパーの大きい製品も多い．スプレッダーの加圧痕底部まで届かないアクセサリーポイントを選択すると，根管充填するたびにスプレッダーが到達した最先端に死腔を作ることになる（**図 11-12, 13**）．スプレッダーとアクセサリーポイントとは，真に適切な組合わせでなければならない．

Chapter 11　側方加圧充填法——再現性の高い技法

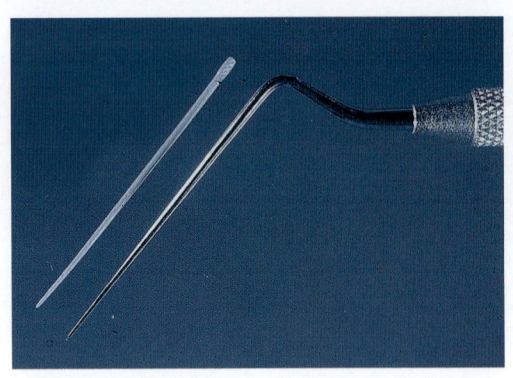

図 11-14 ISO 型 25 号ガッタパーチャポイントとスプレッダー 0.25L（YDM：φ＝0.25mm，テーパー 0.03，作業部長 28mm）
先端径とテーパーの規格が保証されている ISO 型ガッタパーチャポイント（φ＝0.25mm，テーパー 0.02）は，先端径明示のスプレッダーとの組み合わせでは追加するアクセサリーポイントとして適合信頼性が高い．

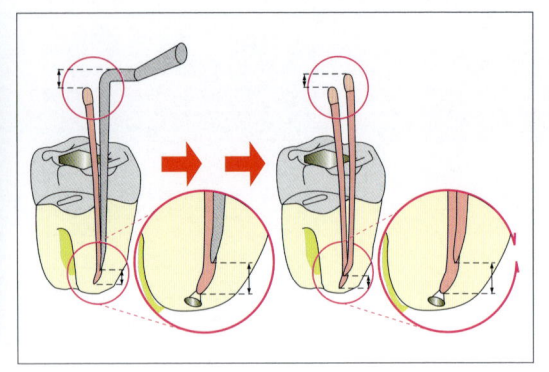

図 11-15 スプレッダーの挿入長さとアクセサリーポイントの応用長さのコントロール（加藤，2000．[26]）
スプレッダーとメイン GP，追加 GP の長さがすべて同じ ISO 規格長（28mm）器材なら，スプレッダー後端と GP 後端の位置関係が根尖部到達位置の指標となり応用制御に有効．

　筆者はおもに先端径 0.25mm のスプレッダー（テーパー 0.03）を使用し，追加ポイント（アクセサリーポイント）は規格が明確な ISO 型 GP25 号（テーパー 0.02）を使用している[22,23]．その最大の利点は，**図 11-14** に示したように長さが近似しているため，それぞれの後端を確認すれば，先端部の到達位置制御の「指標」が得られることにある（**図 11-15**）．

　たとえばスプレッダーを「作業長−1mm」まで到達させるのなら，メインポイント後端 1mm 手前までスプレッダーの作業部後端が来るように挿入すればよい．その後挿入したアクセサリーポイントの後端が，スプレッダーを挿入したときと相対的に同じ位置になれば，アクセサリーポイントは根尖部にあるスプレッダーの圧痕に適切にはまるように到達したと判断できる．

　このようにスプレッダー作業部とメインポイント，アクセサリーポイントの長さが同一ならば，それらの後端部の相対位置関係から加圧操作と充填位置の制御は容易で確実性が高まる．根尖孔が大きい症例であっても，応用したアクセサリーポイント先端が，根尖孔外に数 mm 突出するような事象なども，確実に回避，予防できる．

　なおスプレッダー先端に長く鋭い砲弾形円錐端は不要で，先端直径ほどの高さの円錐で十分機能する．細長い円錐部による圧痕には，先端が平らなアクセサリーポイントが適合せず，デッドスペースとなりやすい[23]．

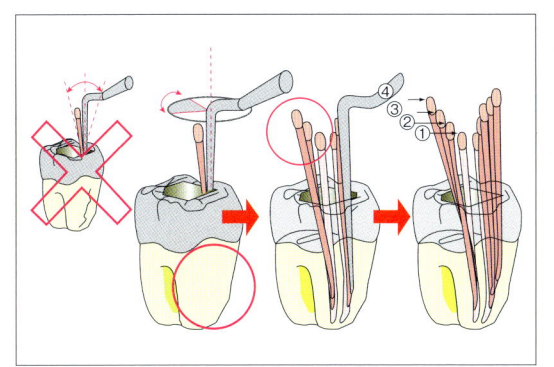

図11-16 スプレッダー抜き出しのローテーション操作とアクセサリーポイントの応用（加藤，2000.[26]）
LCMでスプレッダーを水平に振る動作は厳禁．根尖方向への挿入と抜き出し前のローテーション動作に限定する．長さが同じ追加GPが適切に応用されたならば，後端は挿入順に段（①〜④）をなす．

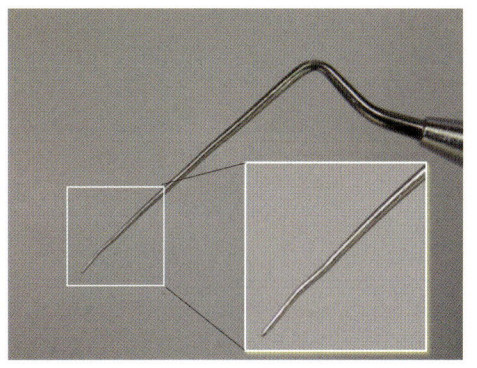

図11-17 先端部がわずかに銃剣状屈曲を呈しているスプレッダー
臨床応用中に根管内で不要な横方向の動作が加えられたのが原因と考えられる．

側方加圧の実践上の要点

　スプレッダーによるGPへの側方加圧の実態で示したように，根管のなかに挿入し，スプレッダー先端が所定の位置まで達した時点で加圧操作の1サイクル目が完了となる．ハンドルタイプのスプレッダーを使用する場合，術者が挿入しようとする方向が根管経路に確実に沿っていることを確認する．根管途中で挿入圧が感じられたら，一旦加圧を緩めてスプレッダー作業部のたわみがないことをチェックするとよい．スプレッダー作業部から基部への屈曲した部分で押すと，過剰な圧を加えずにスプレッダーを根管経路に沿って進めやすい．

　抜き出し前にスプレッダーの作業部長軸を中心に50〜60°ほど回す．スプレッダー先端2〜3mmがGPに刺入し根管壁とで挟みつけられた状態（**図11-11**）なので，それを緩ませ，抜き出しやすくする操作である（**図11-16**）．しかしSelf CheckのQ3のようにスプレッダーを横に振るような挙動を加えてはならない．横方向に振る動きは，スプレッダーがGPに刺入（**図11-11**）していない先端部3〜4mm付近を屈曲変形させかねない（**図11-17**）．わずかでも銃剣状屈曲部があると，GPからスムースに抜けず，ポイントを浮き上がらせてしまう．繰り返されると，屈曲部分が加工硬化してスプレッダー先端の破断残留の危険性も生じる[2]．

Chapter 11　側方加圧充填法——再現性の高い技法

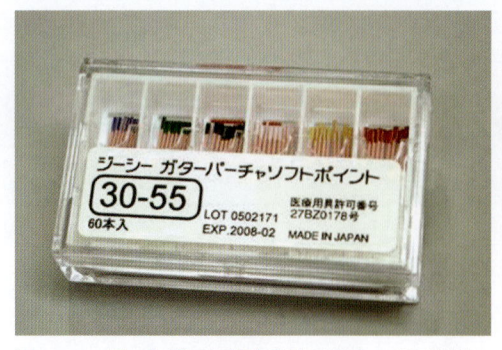

図11-18 弱い加重で圧接変形する従来より可塑性に富んだガッタパーチャポイント
緊密性高く圧接でき、歯根破折リスクの軽減が期待できる.

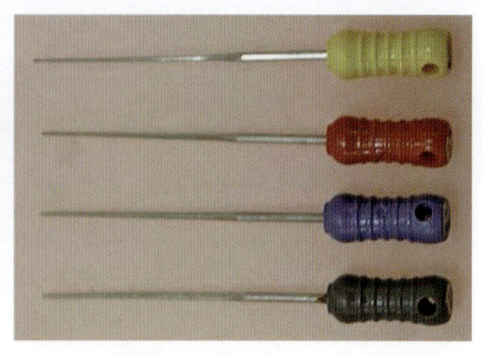

図11-19 各種フィンガースプレッダーは水平に振る動作を行いにくく、回転動作が容易なのが利点
しなやかなNiTi製は歯根破折リスクを軽減する.

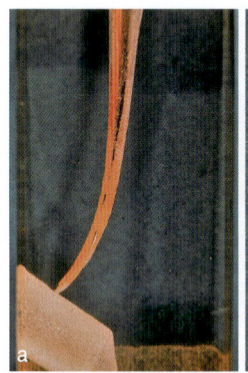

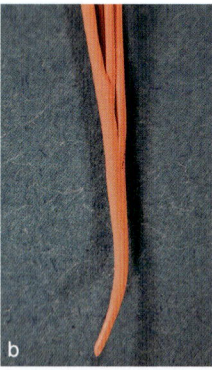

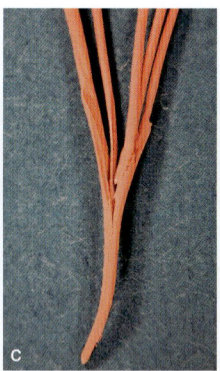

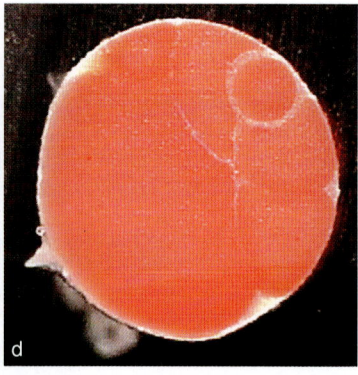

図11-20 透明根管模型での側方加圧充塡器材の組み合わせと適合確認（加藤, 2006.[23]）（加藤ほか, 2010.[24]）
スプレッダー0.25L, アクセサリーポイントISO#25を使用. a：根管シーラーなしで側方加圧充塡を実施. 根管中央にスプレッダーを認める. b：圧接後に一塊抜き出したガッタパーチャポイント. c：圧接したポイント同士が密着. ノンシーラーなので裂けるように分離できる. d：シーラー併用で充塡した透明根管横断面像[24]. ポイントの加圧変形とシーラー応用で緊密な充塡状態.

　先に述べたようにメインポイントに使用するGPは、弱い圧で容易に変形する可塑性の高い材質が望ましい（図11-18）. GPが硬すぎると、スプレッダーの挿入圧はGPの変形に吸収されず根管壁への応力となり、歯根破折の誘因にもなりかねない. 同一メーカーでも製品ブランドごとに可塑性には相違がある. 弱い加重で変形することを謳っているGPやフィンガースプレッダー（図11-19）もあるので比較してみるとよいだろう. 前述のスプレッダーとアクセサリーポイントの組み合わせも含めて、現在使用している器材については、透明樹脂根管模型を使って加圧変形の程度と応用の適否を確認してほしい. 適切な組み合わせであれば、ノンシーラーでもポイント間が密着するように圧接できることがわかる（図11-20）.
　アクセサリーポイントは、スプレッダー挿入位置を見定めて同じ場所に挿入しないと、圧痕がデッドスペースになる. スプレッダーも追加ポイントも

Part 3　根管内の無菌的環境の獲得と維持

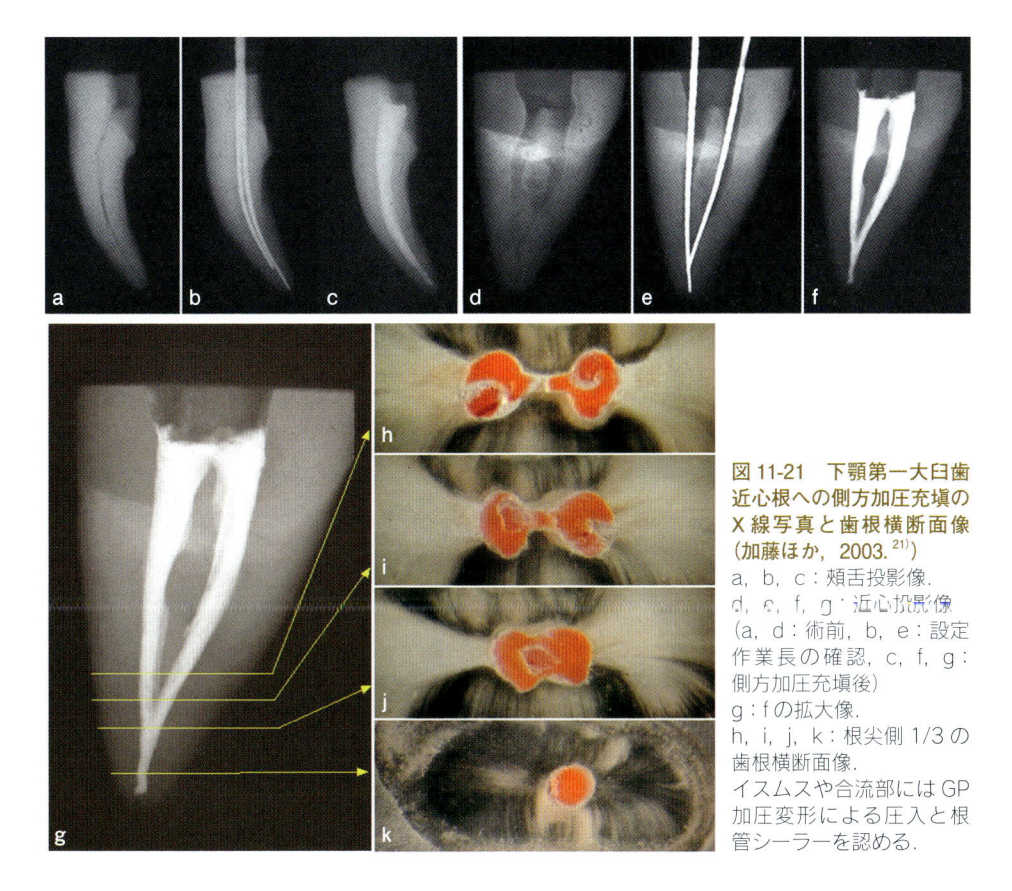

図11-21 下顎第一大臼歯近心根への側方加圧充填のX線写真と歯根横断面像（加藤ほか，2003.[21]）
a, b, c：頬舌投影像．
d, e, f, g：近心投影像
(a, d：術前，b, e：設定作業長の確認，c, f, g：側方加圧充填後)
g：fの拡大像．
h, i, j, k：根尖側1/3の歯根横断面像．
イスムスや合流部にはGP加圧変形による圧入と根管シーラーを認める．

根管口の外彎側，あるいは便宜的切削を加えたサイドから反復操作・応用するのが基本となる．

　操作手順をさかのぼるが，スプレッダーの合理的な挿入位置は，根管彎曲の外彎側部である[23]．同部の根管口部は，基本的に外彎側への便宜的直線化切削を行っており根管壁面がスムースで直線的である．そして外彎側から挿入されたスプレッダー側面が，対側にある主根管の未切削領域（フィンやイスムス）にGPと根管シーラーを圧入することで閉塞できる（図11-21）．

　基本的なLCMではGPの圧入は主根管内に限られる．化学的清掃の状況によってはGPの根管壁への圧接に伴って管外側枝にも根管シーラーが送り込まれる（図11-22, 23）．

　アピカルシートが適切であっても，充填操作で根管シーラーは根尖孔から歯根膜組織に圧出する可能性がある．そのため，根管シーラーには理工学的

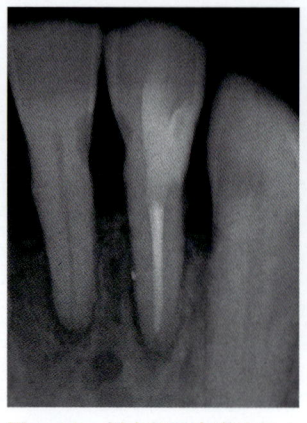

図 11-22　側方加圧充塡法による根側病変の原因側枝への加圧塡塞症例（下顎左側側切歯）（加藤，2005.[29]）

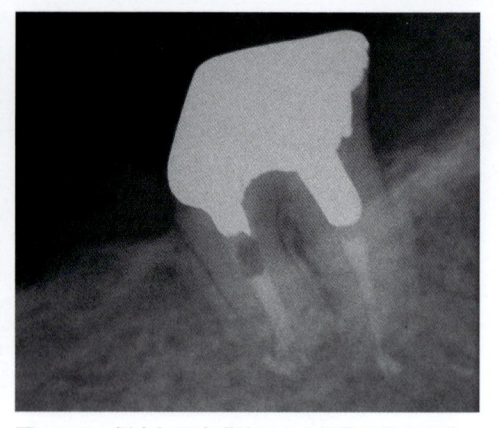

図 11-23　側方加圧充塡法による複数の根尖分岐への加圧塡塞の症例（下顎左側第二大臼歯近心根）

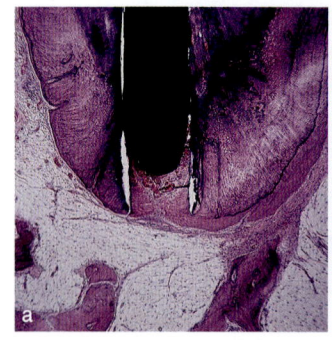

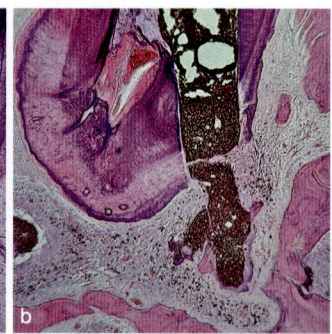

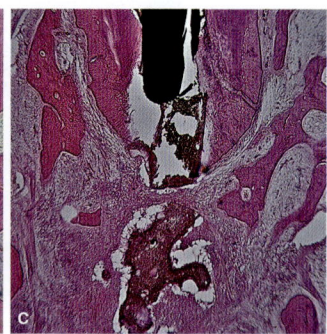

図 11-24　根管シーラーの組織反応（イヌ 12 週）（村上，1987.[27]）
根尖周囲組織に逸出しない場合（a）や Ca(OH)$_2$ 系（b）に比べ，ユージノール系シーラーの逸出（c）は，広範で顕著な炎症反応を惹起する．

性質のみならず，生物学的にも信頼性の高い組織障害性の少ない製品（図 11-24）[27] を選択したいと考えている．筆者は近年，おもに水酸化カルシウム系シーラー[27] あるいは酸化マグネシウム系シーラー[28,30] を用いてきた．新たな系統の MTA 系シーラー[31] も今後の選択肢の一つと考えている．

側方加圧充塡でスプレッダーを用いた充塡操作の完了は，やはりメインポイント後端とアクセサリーポイント後端の差から判定する．根管は 12mm 前後の長さで，根管口から 3〜4mm はヒートカッティング後のプラガーによる垂直加圧領域．したがって側方加圧による充塡域は 10mm 程度ゆえ，ポイントの後端の段差 10mm がヒートカッティングする指標となるだろう．

本章では側方加圧充塡（LCM）の加圧効果の基本原理と実態を再確認し，GP とスプレッダーとで，効果的な「側方加圧」を生み出す実践上の要点を考

えてみた．基本的には，規格が明確な器材を合理的に組み合わせ，スプレッダーとGPの挿入位置と長さを器材のもつ「指標」からコントロールして行えば，LCMは再現性の高いレベルで実施できる．臨床技法の要点を**表11-2**にまとめた．器材類は確認して選択できるので，緊密な根管充塡を実施できるか否かは，やはり根管形成の適否が大きなウエイトを占めている[2, 20, 23]．

　なお，根管内を閉塞し，無菌的環境維持するという根管充塡の本来の目的ではあるが，接着性歯冠修復材のような口腔内環境に耐えるだけの封鎖能力を根管充塡は有していない．この前提に立ち，根管充塡術後も歯髄腔の閉鎖完了まで確実に感染制御・管理を行うことが極めて重要である[7, 16]．

表11-2　側方加圧根管充塡の臨床技法

側方加圧充塡法の臨床技法の要点
● GPの圧痕の制御が緊密への鍵
【規格性確認】スプレッダーの規格（先端径とテーパー）とアクセサリーポイントの規格適合を確認
【材　　質】小さな加重で変形するGPを選択
【加圧操作】スプレッダーは外彎側根管壁に沿わせて挿入
【挿入制御】スプレッダーは挿入位置と挿入長を確実に制御
【抜き出し操作】スプレッダーは作業部長軸方向のみ回転可
【追加GP応用】スプレッダー挿入位置から応用，直前のスプレッダー挿入長と同じ長さまで圧痕に応用
【根管シーラー選択】生物学的特性とGP変形時に根管細部に移送される稠度が必要
【術後感染予防】根管充塡後も歯髄腔を唾液汚染等から厳格に排除，すみやかな補綴修復処置を実施

Technique Tips 3 根管内環境を維持する「城壁」

ラバーダム防湿とCR隔壁

　ラバーダム防湿は根管処置に必須である．コンポジットレジン（CR）隔壁構築はラバーダム防湿法実施の補助手段に位置づけられがちだが，隣接面に歯質欠損がある場合は標準術式の一項として組み入れたい．防湿用隔壁の目的だけにとどめず，シンプルな開拡窩洞外形に近い形となるように歯質欠損部の補修（図 **T3-1**）も行えば，仮封材脱落や損耗による辺縁漏洩リスクの軽減効果が期待できる．

　ラバーダムクランプを後方歯に設定し，数歯にわたり露出させると，明視できる術野が格段に拡がる（図 **T3-2, 3**）．器具の取り回しも容易になる．築製したCR隔壁にクランプを装着しないので，破損や歯質破折を防止できる．無論，前処置として患歯と露出歯への徹底的な清掃が必要である．超音波スケーラーやポリッシングブラシなどで歯面清掃をしっかり行い，ラバーダム装着後，術野全域の消毒を希ヨードチンキ，70％エタノールで行う．

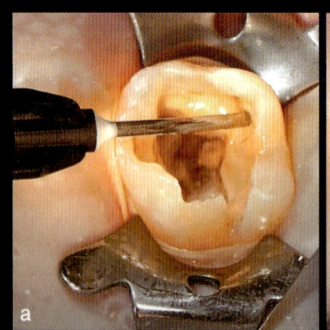

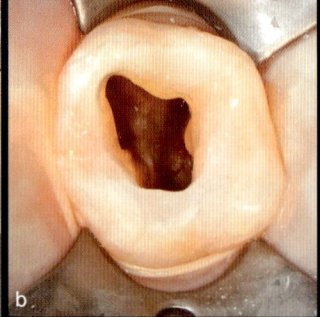

図 T3-1　髄室開拡後のコンポジットレジン隔壁
根管口明示後（a）に，フロアブルレジンで歯質欠損部を補填．隔壁構築後．標準の窩洞外形に近い形態（b）．

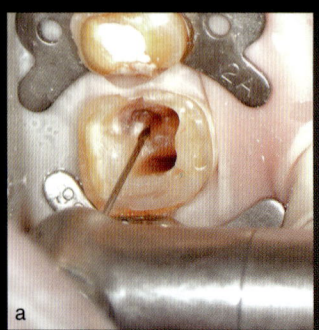

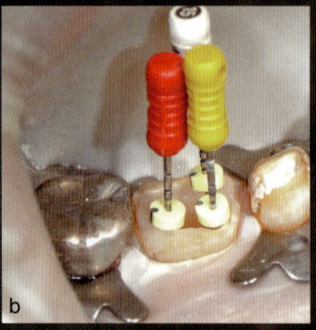

図 T3-2　患歯の後方歯にクランプ装着した下顎大臼歯の術野
頰粘膜圧排の効果は絶大．術野が拡がってエンジン用器具の取り回しも容易（a）．手用ファイルも操作しやすい（b）．EMR時のファイル試適X線撮影で患歯にクランプが重ならないのも利点．

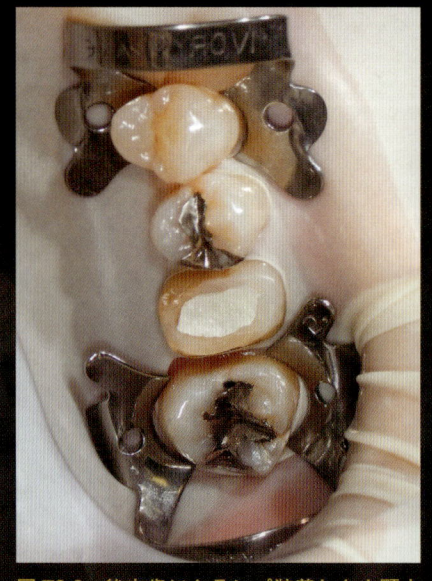

図 T3-3　後方歯にクランプ装着した上顎大臼歯の術野
臼歯4歯露出による上唇，頰粘膜圧排の効果は絶大．患歯全周の8割方はCR隔壁なので，クランプ装着による隔壁破損や歯質破折のリスクも回避できる．

Practical Essentials
要点整理
「彼を知り己を知る」

根管処置における「知彼知己」

　本書は,『孫子の兵法』の一節「彼を知り己を知れば百戦して殆（あや）うからず」に想を得て,これまでの章では,治療対象の"相手"と,治療行為を行う"自分"の情報把握・解析を行うことを基調に,根管処置法での戦術（tactics）を臨床研修を経た若い歯科に向けて述べてきた.

　臨床研修を終了した若い歯科医師のレベルを想定した基本術式の解説を中心とし,多くの処置技法を複数並列することは極力避けるようにした．しかしながら基礎的背景や手技操作の細部では,深い理解を要する内容も含みおいたので,各章ごとに"相手"と"自分"の視点からの要点を,短いフレーズで簡約するよう努めた．

　この最後の章は,各Partの要点項目について臨床例を交えながらふり返り,整理し,「知彼知己」の思考が臨床実践につながることを企図したものである．

Endodontic Tactics
根管処置技法
——実践上の要点

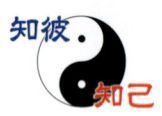

根管の基本形態からの切削方針

　根管処置における戦術上の相手は，何といっても複雑な「根管形態」である．術者が直接タッチできる主根管形態の的確な把握が，根管処置に勝利する第一歩である．そのためには，「普通の根管」の4共通項（**図1**）が導くイメージをベースに，個々の相手の根管バリエーションを分類（**図2, 3**）し，患歯の根管形態の分析（**図4**）しながら切削処置に臨む．

　また「普通の根管」の4共通項から，切削の基本方針を導くことができる（**図5**）．

相手を知る——適切なイメージ構築
主根管形態の四つの共通項から

その1：根管は扁平である．
その2：根管は曲がっている．
その3：根管は途中で広い．
その4：根管は12mm前後である．

図1　主根管の基本形態．四つの共通項

相手を知る——根管形態判定の励行
主根管分岐の臨床分類

・処置手順に沿って3カ所で根管数を探査．
　《根管口部》《根管中央部》《根尖孔部》
・根管数を連ねてタイプ名とする．
　（2根管口ならtype 2-1-1, type2-2-2 etc.）

図2　主根管の臨床分類（加藤の分類）

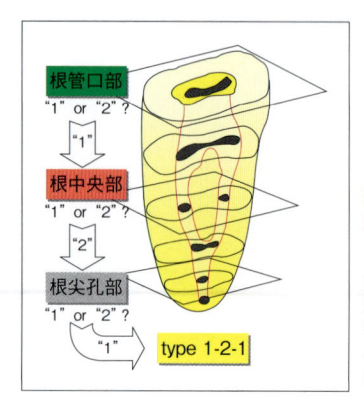

図3　主根管分岐の臨床分類（加藤の分類）（加藤，2000.[1]）
タイプ判定の概要図．臨床手順に沿って，根管上方からチェックし分岐数と連ねて判定．

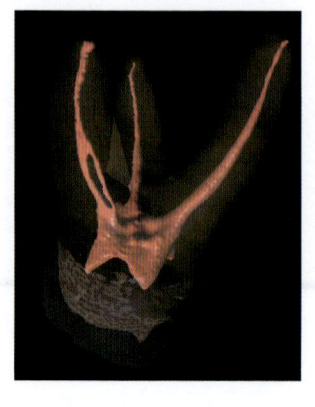

図4　上顎第一大臼歯の3D-CG像[1]．〈CGはグラフィックソフト「3D Tooth Atras」[2]〉
複雑な主根管形態も四つの共通項と臨床分類から分析し，処置に臨む．
(© courtesy of Brown and Herbranson Imaging/eHuman)

図5　Endodontic Tactics（1）

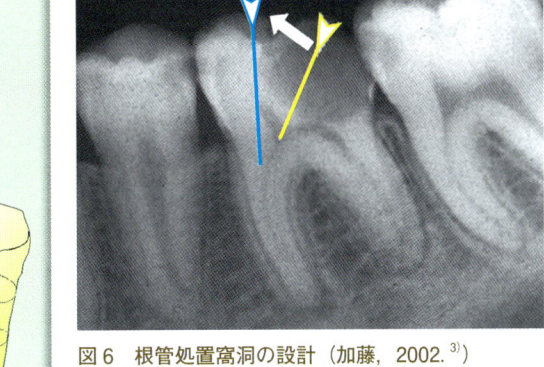

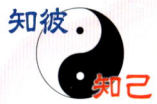

図6　根管処置窩洞の設計（加藤，2002.[3]）
髄室側壁と根管口直上の彎曲因子の排除・直線化によって，根管へのスムースなアプローチを確保（Coronal-Radicular access）．

根管のX線情報抽出と形態推定

　まずは図6の術前X線写真に示すように，安全域への直線化を設計する．そして歯根周囲のX線画像を解析し，歯根概形線と境界部「ダーク」「クリア」と中間的「グレー」領域の構成から主根管の分岐状況を予測（推定診断）する．

　さらに正方線投影のX線画像では，みえない彎曲，すなわち頬舌的な根管彎曲の発現リスクの高い部位を予測して処置に臨む．

　図7のX線画像は，冒頭のIntroductionで提示した根管処置エラーを伴う大きな根尖病巣を有する症例である．本症例のエラーには根本的な技術練度の問題が背景にあるだろうが，この症例のように比較的真っすぐな根管だと思っても，意外に歯根の半ばで根尖側への器具深達が阻害される事態は，日常臨床でも少なくないだろう．

　前述のように，エラーの主原因はX線写真上で「真っすぐ」にみえるだけで，実際は「根管は曲がっている」という認識の不足にある．この種の再治療においても，四つの共通項から導かれる根管切削方針（図5）が解法の糸口になる．この症例も特殊な器具や治療法を行うことなく，根尖病変は治癒した．

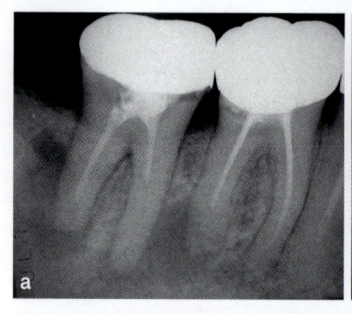

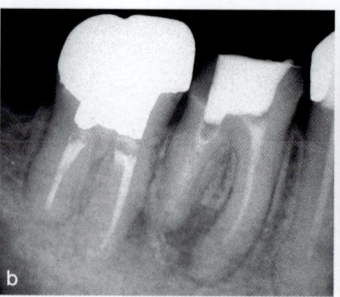

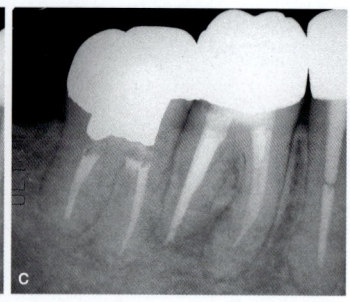

図7 大きな根尖病巣を有し再治療が必要な下顎右側第一，第二大臼歯（加藤，2005.[4]）
a：術前（Introduction で提示），b：7̄ の根管充填・歯冠補綴後，受診中断が3年．再来後，6̄ の治療を開始．水酸化カルシウム製剤（Calvital）で暫間充填2か月後の状態．7̄ の根尖病変の骨透過像は完全に消失．c：6̄ の根管充填・歯冠補綴後，5年経過．

　「みえない彎曲」とともに「主根管の分岐・合流」の存在には常に注意を払う必要がある．一般的に下顎大臼歯近心根では，歯根中央付近が「みえない彎曲」の多発領域である．歯根の中央から根尖側の形態が関わっている．X線的根尖部が二重線（D-AP型：**図3-7**を参照）のものよりも，X線的根尖が単線（S-D型ほか）のほうが円錐型の根尖となりやすい．これらでの根管経路は根管口部からいったんは外側（頰・舌側）に向かうが，歯根中央あたりで円錐型の根尖に向かい経路方向が変わり，頰舌的方向の「みえない彎曲」の曲がり角になりやすく，根管も合流しやすい（**図8**）．根管形態の想定パターンを複数持ち，根管局所の診査を反復し，情報解析に基づいた処置操作を行うことが重要である．

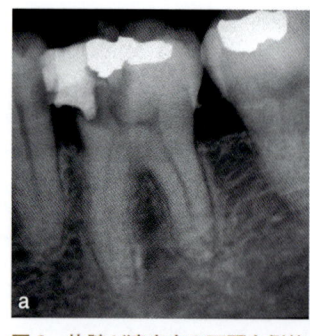

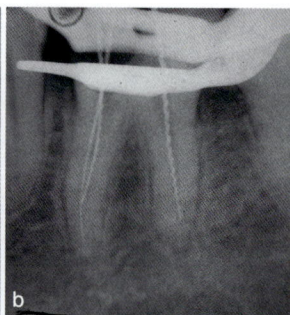

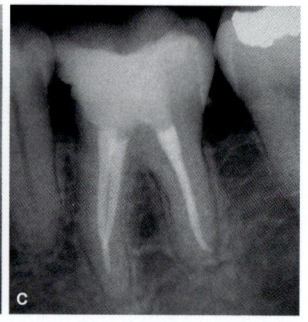

図8 抜髄が適応症の下顎左側第一大臼歯
a：術前（Chapter 3で提示）．近心根中央部の近・遠心側に根面溝を疑わせる二重ライン（D-D型）．遠心根も分岐部側に二重ライン（S-D型）．b：根管長測定時，近心頰側根管（Kファイル）と近心舌側根管（Hファイル）は根尖側 1/3 付近で合流．近心根の根管分類は type 2-2-1．ファイル先端はX線的根尖と一致しているため，作業長を 1mm 減じた．遠心根管は type 1-1-1 の扁平度が強い1根管であった．c：根管充填直後．

図9　Endodontic Tactics（2）

Endodontic Tactics ②
髄室開拡の指標とポジショニング
・髄室開拡の切削操作は歯軸が指標
・術者12：00ポジションで患歯との軸関係をシンプル化して切削
・ミラー下の処置では歯軸と平行・直交する周囲構造物を事前チェック
・髄室に直達するライトセッティング
・ガイドグルーブで歯軸方向を明確化

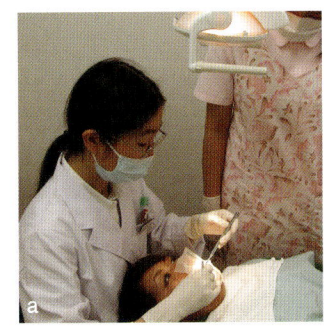

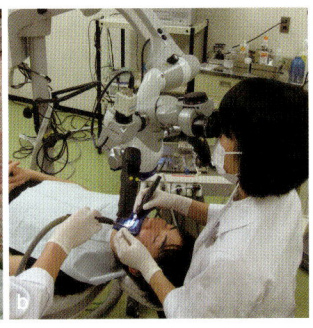

図10　術者のポジショニングとライトセッティング（加藤, 2005.[5])
12：00の位置での術者ポジショニングとミラーで導光しやすいライトセッティング（a）[5]での処置を日常的に行っていれば，手術用顕微鏡下での処置（b）への移行もスムーズなものとなる．

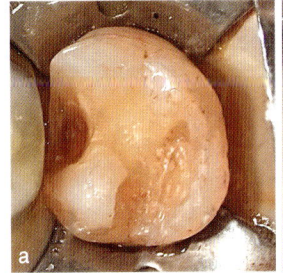

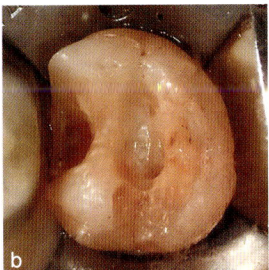

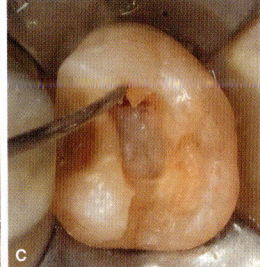

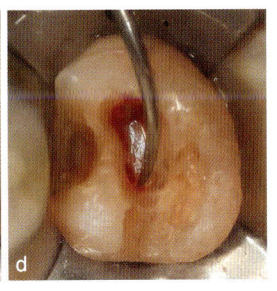

図11　髄室開拡とガイドグルーブ形成の臨床例（遠心根面齲蝕により抜髄適応となった上顎左側第一大臼歯）（加藤, 2015.[6])
a：2級インレー除去後．b：咬合面中央に小判型の頬舌的（BL）ガイドグルーブを形成．c：近遠心的（MD）グルーブ形成後，初期窩洞形成を完了．探針で近心頬側髄角の露出を確認．d：開拡窩洞窩壁を切削ガイド面として，各髄角をつなげ天蓋除去をはかる．

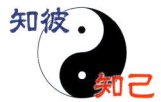

「歯軸」を指標とした髄室開拡技法

　根管処置はよく「手探りの処置」といわれるが，何らかの拠り所「指標」なしには的確な処置を行うことはできない．みえない髄室へのアプローチで頼りとすべき有効な指標が「歯軸」である（図9）．髄室開拡の切削精度を高めるには，適切なポジショニングとライトセッティング（図10），そしてガイドグルーブ形成で歯軸を明確化した3次元的指標に基づいて切削（図11）を行うことが有効である．

　根管処置がうまくいかない理由の多くは，髄室開拡の不備に端を発している．髄床底や側壁の穿孔に至らずとも，歯軸の誤認に起因する髄室側壁過削去によって生じた段差は，根管へのアプローチと効率的治療を阻害する．タービンバーの軸と歯軸を一致させれば，その種の不正切削リスクを低減できる．

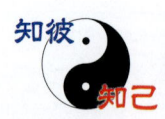

髄室開拡時の治療環境

　根管処置の多くは，齲蝕継発疾患への対応である．齲蝕は髄室の処置を進める前に徹底除去する．齲蝕除去中に髄室へ交通すると，歯髄腔を意識するあまり，除去操作がおろそかになることがある．齲蝕を取り残さないためにも，髄室開拡のための切削は齲蝕除去後に開始する手順を徹底する（図12）．

　また，隣接面・根面齲蝕歯への根管処置では，齲蝕除去後，できるだけ早い段階で隔壁を作製し，処置中の根管清掃剤漏出や，根管貼薬した根管消毒薬の漏洩，再感染防止をはかる（図13）．

　歯冠補綴修復歯は，天然歯に比較して過剰切削や側壁穿孔のリスクが高いので，全部除去を基本とする．全部鋳造冠咬合面から髄室開拡する場合，本来の歯軸方向を探る情報はほとんど得られない．もし除去しないで根管処置をせざるをえないなら，頼りは2次元的なX線画像情報のみという困難性を十分に認識し，歯冠補綴物の形態に惑わされないよう慎重に切削する（図14）．

　髄室開拡時の切削関係の要点を図15にまとめた．

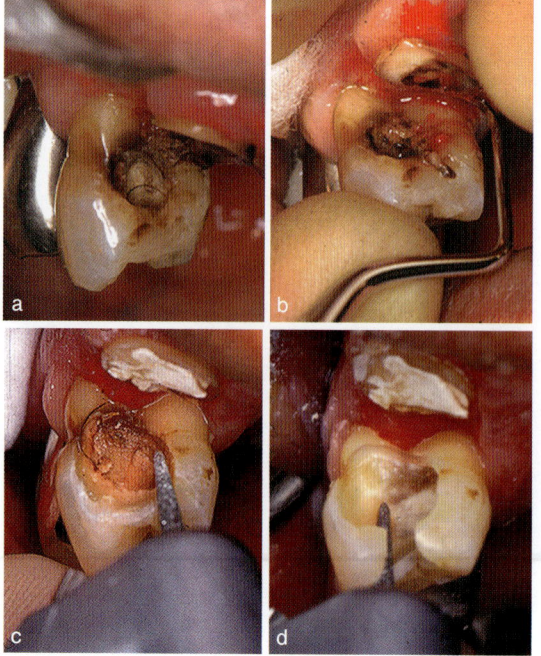

図12　隣接面根面齲蝕歯に対する根管処置（抜髄）を行うための環境整備（加藤，2000.[7]）
a：術前．b：ハンドスケーラーで歯頸部根面の歯石，歯垢，根面軟化歯質を除去．c：タービンバーで齲窩の開拡，この後電気エンジンとラウンドバーで齲蝕を徹底除去．d：齲蝕除去後に髄室開拡の窩洞形成．

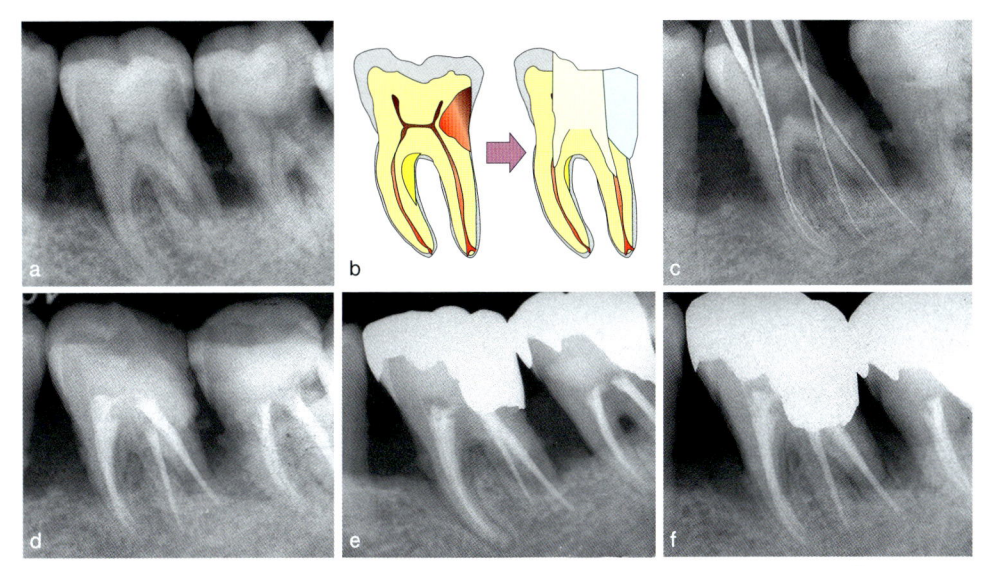

図13 根面齲蝕に継発した下顎左側第一大臼歯の急性化膿性歯髄炎への対応（加藤，2000．[7]）
a：術前．b：隔壁作製の模式図．根管口部を明示し，歯冠側1/2の根管経路を確保してから行う．c：根管長測定．本症例では根管の狭窄状況から根尖部までの根管経路確保を優先した．d：側方加圧根管充塡直後．e：根管充塡後6カ月経過．f：根管充塡後4年経過．

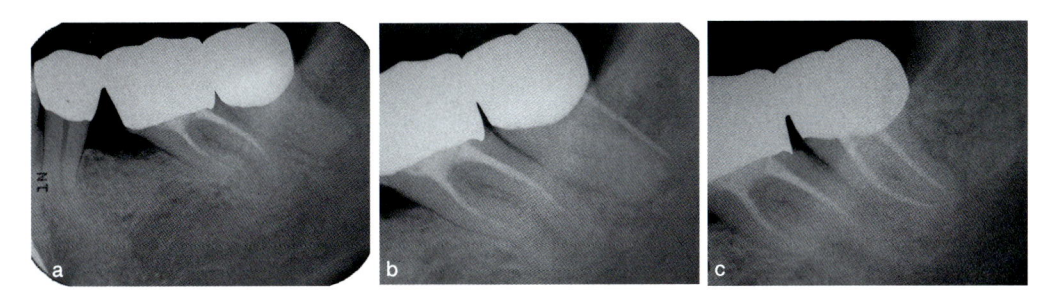

図14 歯冠補綴物上からの感染根管処置例（|8̄）
a：術前．大臼歯の近心傾斜が著しい．ブリッジ支台形成時には|8̄ は生活歯．b：瘻孔の訴えでガッタパーチャポイントを挿入し撮影．遠心側の骨透過像に達している．c：|8̄ の補綴物咬合面から髄腔へアプローチし感染根管治療を実施．根管充塡後1年経過．

Endodontic Tactics ③
髄室開拡の環境整備と切削技法
根管へのエントランスにふさわしい開拡窩洞
・窩洞外形は髄室咬合面投影のイメージ
・髄角は開拡窩洞の水先案内人（髄角は意外と下がらない）
・髄室が開くまで咬頭基準点を保全（咬頭削去はその後）
・髄室側壁には根管操作の邪魔をさせない（Coronal-Radicular access）
・髄室開拡の前に齲蝕の全部除去
・既存歯冠修復物除去で漏洩リスク軽減

図15 Endodontic Tactics（3）

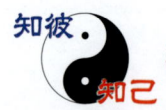

知彼知己 根管の清掃と無菌的環境の獲得

　根管の機械的清掃という観点からすれば，根管壁切削の根管拡大と，根管充塡の術式上からの要求である根管形成とを区別し，処置操作に反映したい（図16）．繰り返し示してきた根管処置における基本的な切削構想（図17）は，根管形成の設計に相当する．たとえば高齢者の大臼歯で狭窄傾向のあるtype 2-2-2のような完全分岐根管ならば，主根管に対するミニマムな切削による根管形成が，根管拡大の観点からの切削とも一致するだろう．

　だがそれらを含め，ほぼすべての根管で未切削領域は残存する（図18）．したがって化学的清掃剤，次亜塩素酸ナトリウム溶液の併用は必須で，その効果を発揮させなければ，未切削領域の清掃と感染排除ができない．

　根尖孔部の切削では，過剰あるいは過少切削にならないために，元来の根尖孔付近の根管幅径を探り，その値を指標に形成サイズを決定することが重要である．

　次々に新たな製品が登場しているエンジン用NiTiファイルシステムはそれぞれ特性が異なるため，本書では個々に採り上げるのは避けた．いずれも根管形成の切削目的，特に根尖側1/2の形成には適している．優れた特性のシステムではあっても，器具を過信せず根管探査する姿勢をおろそかにして

Endodontic Tactics ④

根管切削・パスファインディングの技法

「根管口は外彎側に導け」
・Safety Zone側に切削して直線化し，根管経路の彎曲を軽減

「邪魔者は上から除け」
・根管切削抵抗が強いときは，根管上部の壁面での規制を取り除けるような切削手順を優先

「刃は短く使え」
・刃部は先端で意図した壁面切削．刃部はプレカーブの内彎側を活用

「ISO規格理解が活用の道」
・ゲーツドリルの有効活用の鍵は，先端と刃部のサイズ熟知と応用環境整備のガイド形成

「充塡への"形成"，切除の"拡大"」
・根管の緊密閉塞のための"形成"，壁面切除するための"拡大"という意図を明確にして切削

図16　Endodontic Tactics（4）

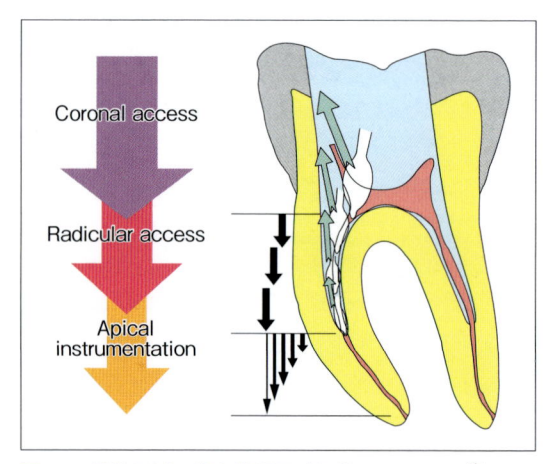

図17　根管切削の基本構想図（加藤ほか，2000.[8]）

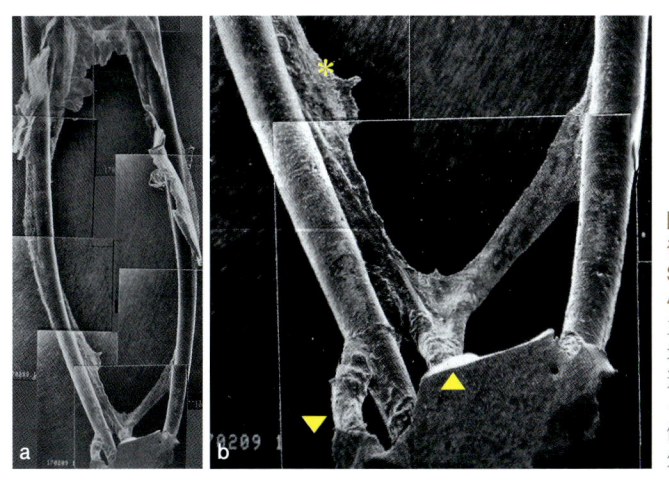

図18 NiTi製器具形成後の根管内レプリカのSEM像（下顎大臼歯近心根）（渡邊ほか,1998.[9]）
主根管壁面の切削面は全域で滑択（a）．根尖孔付近（b）にも未切削のフィン領域（＊）と頬・舌側根管の中央，根尖に管外側枝（▲）を認める．

はならない．根管の数・経路の探索，根管拡大の目的には，プレカーブを付与した手用ファイルの応用技術を磨くことが，NiTiファイルシステムを臨床で活かすうえでも重要となる．

根管貼薬剤（根管消毒剤）は化学的清掃を担うことができない以上，その役割は，機械的・化学的清掃後の感染排除と炎症制御による治癒環境整備と考えるべきである．これを踏まえて貼薬剤を選択することが，効率的治療につながる．筆者の基本選択薬剤は，水酸化カルシウム・ヨードホルム製剤（カルビタール）と，パラモノクロロフェノール・グアヤコール製剤（メトコール）である．

根管貼薬剤の選択以上に重要なのが仮封材選択と応用法である．次回治療までの期間，再感染を防ぐ役割のすべてを仮封材に依存している．治療インターバルを耐えうる応用術式が根管処置を成功に導びく．

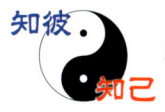

根管の閉塞と加圧操作

根管の閉塞には「加圧根管充填」が応用される．加圧操作によって根管充填材をイスムスや根尖分岐（図19）など根管の細部にも送り込むことが可能となる（図20，21）．側方加圧充填法は根尖部到達位置のコントロールがしやすく，加圧効果の再現性が高いという特徴を有している．側方加圧の効果を根管全域で発揮させるには，術式にふさわしい「器作り」と「器具」，そして「材料」を整備し，加圧操作をコントロールすることが必要である（図22，23）．

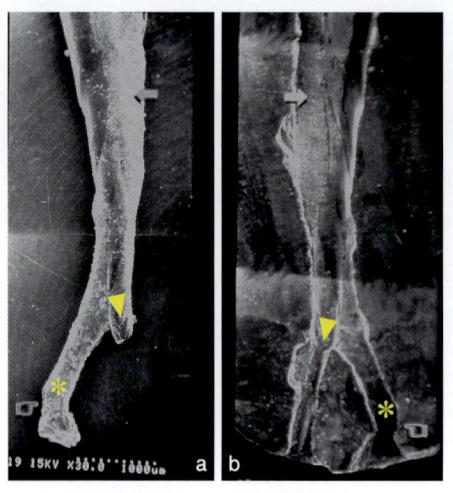

図19 根管形成後の下顎切歯根管内レプリカ（a）と歯根縦断面（b）（加藤，2005.[10]）
切削経路（▼）よりも太い分岐経路（＊）を認める．

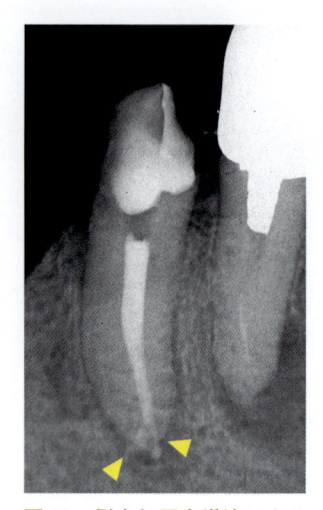

図20 側方加圧充填法による根管充填直後（加藤，2005.[10]）
根尖分岐の充塞（▲）を認める．

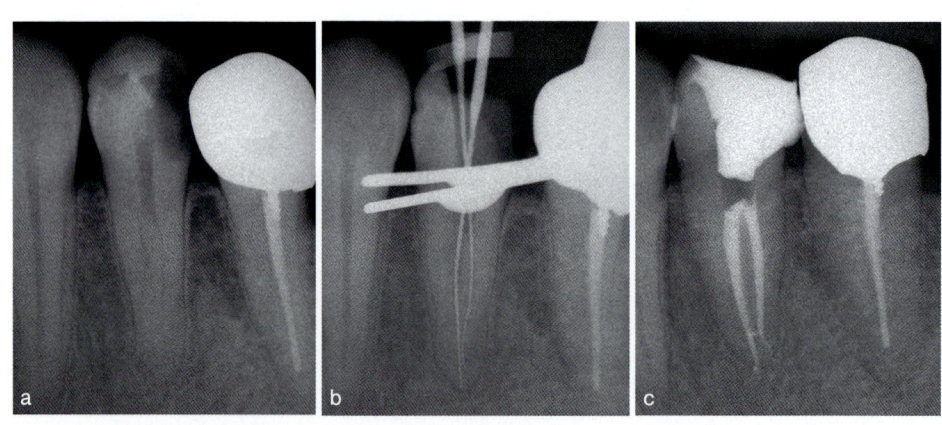

図21 2根管性の下顎左側第一小臼歯に側方加圧充填法を応用した症例（加藤，2005.[11]）
a：術前（Chapter 3 で提示）．根管口直下で根管の壁面が不鮮明．主根管分岐が予想される．遠心根面根尖側 1/3 から根尖にかけ二重ライン．深い根面溝がうかがわれる．b：根管長測定時，根尖部では二つのファイルが接しているようにみえる．c：側方加圧充填直後の偏近心投影像．根管形態は type 1-2-2．根尖孔部直上の管間側枝が充塞されている．

　　　　緊密な根管充填が達成されたとしても，接着修復システムに比べれば，根管充填材の辺縁封鎖能力ははるかに劣る．ポスト形成など歯冠補綴処置では，フィンやイスムスなど微小なスペースが露出するリスクが著しく高まる．根管処置は，髄室開拡窩縁までのすべてのスペースを閉塞し，口腔内から根管への経路が一切ないように歯冠修復処置を終えるまで気を緩めることはできないのである．

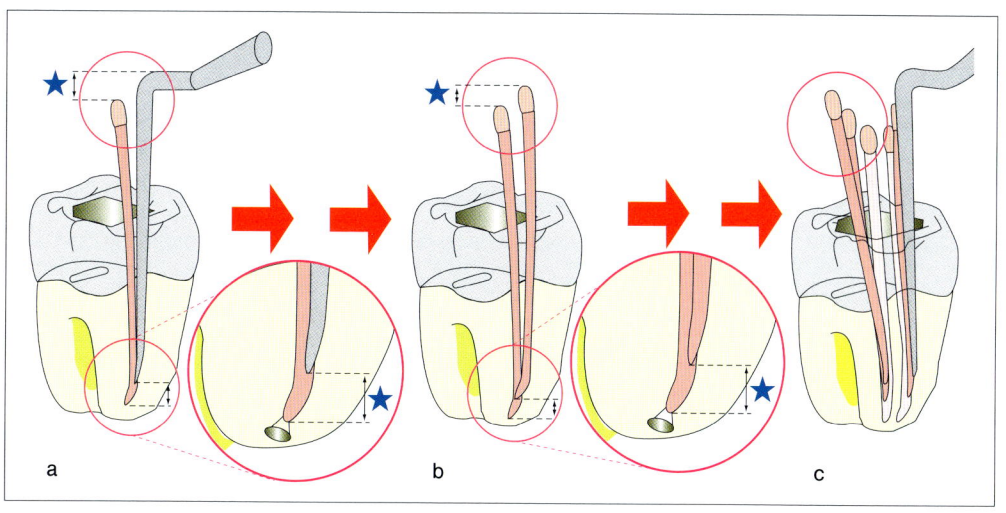

図22　側方加圧充填法での填塞制御の技法（加藤，2000.[8]）
スプレッダーの作業部がガッタパーチャポイントの長さと同じものを使用．a：根尖孔部で適合したメインポイントに対するスプレッダーの応用長さ（先端の到達位置）を，双方の後端の位置関係（★）で制御．b：スプレッダーとアクセサリーポイントの応用長さの一致をメインポイントとアクセサリーポイントの後端の位置関係（★）を同様に揃える．c：スプレッダー加圧域（到達長さ）が少しずつ歯冠側に移動するとともに，後端の位置関係からアクセサリーポイントを的確に応用することで根尖側から緊密に閉塞されていく．

Endodontic Tactics ⑤

効果的な側方加圧充填の条件

加圧効果が得られる根管形成
・IAFより3サイズアップのMAFでアピカルシート形成
・根管全域を0.07テーパー以上のフレアー形態に整備

加圧効果を有効に発揮できる器材選択
・加圧による可塑性に優れたガッタパーチャポイント
・形状規格（先端径とテーパー）が明確なスプレッダー
・ISO型ポイント（28mm）と同じ長さのスプレッダー
・スプレッダー形状規格より細いアクセサリーポイント
・反復する加圧操作に適合した物性の根管シーラー

適切な側方加圧操作
・根管外彎側の根管壁に沿わせてスプレッダー挿入
・最初のスプレッダー挿入長は作業長−2mm以内に
・スプレッダーの加圧挿入は根管経路と同一方向
・スプレッダー挿入位置にアクセサリーポイントを挿入
・スプレッダーは側方に振らない
・歯根縦破折させないような挿入圧制御

図23　Endodontic Tactics（5）

文献

Introduction

1) 加藤広之：根管形態の捉え方を再考しよう．歯界展望，105（1）：131-138，2005．
2) 松本一男：「孫子・呉子」一日一話～兵法に学ぶ人と組織の動かし方，PHP研究所，東京，365，1992．
3) 加藤広之，淺井康宏：麻酔抜髄即時根管充填の適応症の考え方と根管処置上の問題点，特に病理組織学的観点から．デンタルアスペクト，2：63-74，1988．
4) 村上京子：感染根管に対する各種根管充填材（剤）応用後の組織変化に関する実験病理学的研究．歯科学報，87（5）：745-799，1987．
5) 加藤広之：根尖孔への道――根管経路の探索と確保．歯界展望，106（2）：347-352，2005．

Part-1

1) ©courtesy of Brown and Herbranson Imaging/eHuman
2) 加藤広之：根管形態の捉え方を再考しよう．歯界展望，105（1）：131-138，2005．
3) 葭内純夫，ほか：真空注入法による歯髄腔の形態学的研究．歯基礎誌，13：403-427，1971：歯基礎誌，14：156-185，1972．
4) 加藤広之：髄室開拡・根管口明示からCoronal-Radicular Accessへ．日本歯科評論：83-102，2015．
5) 加藤広之，淺井康宏：根管処置時の難症例への対応―特に水酸化カルシウム療法を中心に．東京都歯科医師会雑誌，44：521-535，1996．
6) 上條雍彦：日本人永久歯解剖学，アナトーム出版，東京，228-230，1962．
7) 加藤広之：髄室開拡の技法（2）―切削手順と指標．歯界展望，105（6）：1187-1119，2005．
8) 加藤広之：1つ上を目指す歯内療法へのアプローチ．根管拡大・根管形成のポイント，日本歯科評論，71（6）：53-62，2011．
9) 加藤広之：根管の解剖学的特徴．黒崎紀正他編，イラストレイテッド・クリニカルデンティストリー，2．歯・歯髄・歯周組織の疾患，医歯薬出版，東京，124-127，2001．
10) 奥村鶴吉：根管問題ニ関スル第二回報告．歯科學報，23（1）：1-50，1918．
11) 中村洋：歯の硬組織疾患．中村洋ほか編，歯内治療学，第4版，医歯薬出版，東京，13-30，2012．
12) Vertucci FJ: Root canal anatomy of the human permanent teeth. Oral Surgery, Oral Medicine and Oral Pathology, 58：589-559, 1984.
13) Weine SW: Endodontic therapy, 2nd ed, Mosby, Saint Louis, 1976.
14) 加藤広之：臨床で使いやすい根管分類を考える．歯界展望，105（2）：315-320，2005．
15) 葭内純夫，ほか：真空注入法による歯髄腔の形態学的研究．歯基礎誌，13：403-427，1971：歯基礎誌，14：156-185，1972．
16) 大久保保正，ほか：樋状根管の根管処置．長田保編，歯内療法イヤーブック1982，クインテッセンス出版，東京，79-91，1982．
17) 石川智代，加藤広之，ほか：根管形態に関する歯内療法学的考察（第1法）特に下顎第一大臼歯の根管歯頚則1/3の形態について．日本歯科保存学雑誌，37（秋期特別号）：150，1994．
18) Yamada M, et al.: Three-dimensional analysis of mesiobuccal root canal of Japanese maxillary first molar using Micro-CT. The Bulletin of Tokyo Dental College, 52: 77-84, 2011.
19) 加藤広之，淺井康宏：東京歯科大学で行われている歯内療法の術式．東京都歯科医師会雑誌，48：191-201，2000．
20) 加藤広之：根管治療から歯根端切除術への移行，あるいは抜歯の判断は？．武藤晋也監修，日常臨床の疑問に答えますQ&A70，医歯薬出版，東京，38-41，2011．
21) 加藤広之，ほか：マイクロCTを用いた根端部根管形態の三次元的解析．日本歯科保存学会雑誌，42：1205-1212，1999．
22) 加藤広之：X線画像から根管形態診断をしよう．歯界展望，105（3）：553-558，2005．
23) Torabinejad M, Walton RE, Fouad A: Endodontics, Principles and Practice, 5th ed. Elsevier, St Louis, 198-217, 2014.
24) Gutmann JL, Lovdahl PE: Problem solving in endodontics, prevention, indentification, and management. 5th ed, Elsevier, Maryland Heights, 22-41, 2011.
25) 加藤広之，ほか：システマチック根管治療2．根管治療でのエックス線画像診断．東京都歯科医師会雑誌，54（7）：406-413，2006．
26) 加藤広之：根管形態の探索―根管口から診る．歯界展望，105（4）：771-776，2005．
27) 原学郎，ほか：保存修復の基本マニュアル，医歯薬出版，東京，86-89，1980．
28) 加藤広之：髄室開拡の技法―歯軸で狙いを定める．歯界展望，105（5）：1005-1010，2005．

Part-2

1) 加藤広之，淺井康宏：東京歯科大学で行われている歯内療法の術式．東京都歯科医師会雑誌，48（4）：

2) Serene TP, ほか（石川達也ほか訳）：歯内療法マニュアル基礎編，医歯薬出版，東京，33-48，1977.
3) Cohen S, Hargreaves KM: Pathways of the Pulp, 10th ed, Mosby, St Louis, 136-219, 316-340, 367-381, 2010.
4) Torabinejad M, Walton RE, Fouad A: Endodontics, Principles and Practice, 5th ed., Elsevier, St Louis, 230-272, 455-469, 2014.
5) 加藤広之：髄室開拡・根管口明示からCoronal-Radicular Accessへ．日本歯科評論，75（1）：83-102，2015.
6) 加藤広之：髄室開拡の技法—歯軸で狙いを定める．歯界展望，105（5）：1005-1010，2005
7) Burrch JG（石橋成六訳）：歯冠の機能的カントゥアー．書林，東京，11-63，1971.
8) 加藤広之：髄室開拡の技法（2）—切削手順と指標．歯界展望，105（6）：1187-1192，2005.
9) 加藤広之，淺井康宏：根面齲蝕の歯髄処置—歯髄処置の病態・歯髄腔解剖の視点から．歯科医療，14（4）：36-44，2000.
10) 加藤広之：根管形成の設計と根管口部の施工．歯界展望，106（1）：119-125，2005
11) 加藤広之，淺井康弘：最近の器械的根管拡大用装置の特徴．東京都歯科医師会雑誌，43（2）：77-85，1995.
12) Goerig AC, Michelich RJ, Schultz HH.: Instrumentation of root canals in molar using the step-down technique, J Endod, 8（12）：550-554, 1982.
13) 加藤広之，ほか：根管拡大形成法〜根管形態の捉え方と基本術式．日本歯科評論，71（6）：79-88，2002.
14) Frank at al.: Clinical and surgical endodontics. Lippencott, Philadelphia, 61-69, 1983.
15) 加藤広之：根尖孔への道—根管経路の探索と確保．歯界展望，106（2）：347-352，2005.
16) Kuttler Y: Microscopic investigation of root apexes. J Am Dent Assoc, 50: 544, 1955.
17) Wu M-K, et al.: The capability of two hand instrumentation techniques to remove the inner layer of dentine in oval canals. Int Endodo J, 36(3): 218-224, 2003.
18) 加藤広之，淺井康宏：麻酔抜髄即時根管充填の適応症の考え方と根管処置上の問題点，特に病理組織学的観点から．デンタルアスペクト，2（1）：63-74，1988.
19) 藤田恒太郎：歯の解剖学，改訂第13版，金原出版，東京，1967.
20) 上條雍彦：日本人永久歯解剖学，アナトーム出版，東京，229-230，1962.
21) 加藤広之：9章 根管の機械的清掃．戸田忠夫ほか編，カラーアトラスハンドブック歯内治療臨床ハンドブックヒント集：クインテッセンス，東京，95-105，2004.
22) 加藤広之：根尖側1/2の根管形成—切削技法と指標．歯界展望，106（3）：551-556，2005
23) 加藤広之：1つ上を目指す歯内療法へのアプローチ，根管拡大・根管形成のポイント．日本歯科評論，71（6）：53-62，2011.
24) Torabinejad M, Walton RE, Fouad A: Endodontics, Principles and Practice, 5th ed. Elsevier, St Louis, 198-217, 2014.
25) Gordon MPJ, Chandler NP: Electronic apex locators. International Endodotic J, 37：425-437, 2004.
26) 加藤広之：X線画像から根管形態診断をしよう．歯界展望，105（3）：553-558，2005
27) 加藤広之，ほか：システマチック根管治療 2．根管治療でのエックス線画像診断．東京都歯科医師会雑誌，54（7）：406-413，2006.
28) Ingle JI, Bakland LK: Endodontics, 5th ed, BC Decker, Hamilton, 510-540, 2002.
29) Shimizu Y, et al.：A morphological study of the apical third of root canal in the maxillary first premolar using Micro CT, J Oral Biosci, 46（1）：1-10, 2004.
30) Marcos-Arenal JL et al.：Evaluating the paper point technique for locating the apical foramen after canal preparation. Oral Surg Oral Med Oral Pathol Oral Radiol Endod, 108: e101-e105, 2009.
31) 湯澤邦裕：根端部病変のX線診断に関する実験病理学的研究．日本歯科保存学雑誌，32（3）：778-810，1989.
32) 加藤広之：日本歯科医師会生涯研修ライブラリーNo.808「彎曲根管対応の切り札〜"開けにくい""詰めにくい"の解決法」．日本歯科医師会，平成20年度生涯研修事業，オンデマンド配信ビデオ，2009.
33) 加藤広之：根管の解剖学的特徴．黒崎紀正他編，イラストレイテッド・クリニカルデンティストリー，2．歯・歯髄・歯周組織の疾患，医歯薬出版，東京，124-127，2001.

Part 3

1) 加藤広之：根管の清掃—切削効果判定と薬剤応用．歯界展望，106（4）：753-759，2005.
2) Gutmann JL, Lovdahl PE: Problem solving in endodontics, prevention, indentification, and management. 5th ed, Elsevier, Maryland Heights, 209-217, 218-240, 2011.
3) 渡邊宇一，加藤広之，ほか：根管の器械的拡大・形成に関する研究（第1報），3種のエンジン駆動TiNi製根管拡大器具について．日本歯科保存学雑誌，41（2）：410-422，1998.
4) 有泉実，ほか：根管治療における無菌性の獲得に関する研究，特に機械的根管拡大後の根管消毒剤および根管貼薬の効果について．日本歯内療法学会雑

誌, 17（1）：17-25, 1996.
5) 中村恭子, 淺井康宏：根管清掃剤による根管清掃. 歯科ジャーナル, 30（4）：445-464, 1989.
6) 淺井勝久, ほか：次亜塩素酸ナトリウムの有機質溶解に関する研究. 日歯科保存学雑誌, 27（1）：166-172, 1984.
7) 恵比須繁之編：エンド難症例 メカニズムと臨床対応, 医歯薬出版, 東京, 82-94, 146-152, 2009.
8) 伊藤春生編：スタンダード歯科薬理学. 学建書院, 東京, 373-410, 1989.
9) 加藤広之, ほか：マイクロCTを用いた根管の三次元的形態 観察 特にNiTi製器具による根管形成について. 日本歯科保存学雑誌, 44（春季特別号）：120, 2000.
10) 加藤広之：根管治療と薬剤—役割と使い方. 東京歯科医師会雑誌, 57（7）：345-353, 2009.
11) 加藤広之, ほか：水酸化カルシウムの根管治療剤としての応用 その1 適応症とその効果. 日本歯科医師会雑誌, 50（12）：31-36, 1998.
12) 加藤広之, ほか：水酸化カルシウムの根管治療剤としての応用 その2 薬剤の選択と臨床術式のポイント. 日本歯科医師会雑誌, 51（1）：37-44, 1998.
13) 紅林尚樹：根管内細菌モニタリングの重要性. 日本歯内療法学会雑誌, 34（3）：123-127, 2013.
14) 加藤広之：効率的で確実な根管乾燥・根管貼薬. Dental Magazine, 113：54-59, 2004.
15) 三田有香, ほか：強アルカリ性歯科・暫間根管充填剤による顔面の化学熱傷. 皮膚病診療, 29（4）：409-412, 2007.
16) 福島久典編：こうして無菌の根管をつくった, 第1版, 永末書店, 京都, 21-86, 2004.
17) 保田守：歯内療法時の仮封材に関する基礎的ならびに臨床的研究. 歯科医学, 34（2）：216-252, 1972.
18) 野崎博：各種仮封材の臨床評価に関する研究 とくにその脱落性と辺縁封鎖性について. 日本歯科保存学雑誌, 21：357-363, 1978.
19) Bergenholtz G,et al.: Textbook of Endodontology, 2nd ed., Wiley Blackwell, Chichester, 219-232, 2010.
20) 勝海一郎：根管充填. 中村洋ほか編, 歯内治療学, 第4版, 医歯薬出版, 東京, 157-173, 2012.
21) 加藤広之, ほか：根管充填〜根管閉塞技法の現状 1. 根管充填と根管内環境の整備. 歯科学報, 103（1）：109-111, 2003.
22) 加藤広之, ほか：根管充填〜根管閉塞技法の現状 3. 側方加圧充填法の加圧効果と実態. 歯科学報, 103（3）：231-233, 2003.
23) 加藤広之：側方加圧根管充填の臨床技法と根管の整備. 日本歯科医師会雑誌, 59（5）：441-450, 2006.
24) 加藤広之ほか：ポリプロピレン・コアを用いた新しい加温軟化ガッタパーチャ充填法の根管充塞性. 歯科学報, 110（3）：331-338, 2010.
25) 加藤広之, 淺井康宏：最近の器械的根管拡大用装置の特徴. 東京都歯科医師会雑誌, 43：77-85, 1995.
26) 加藤広之, 淺井康宏：東京歯科大学で行われている歯内療法の術式. 東京都歯科医師会雑誌, 48（4）：191-201, 2000.
27) 村上京子：感染根管に対する各種根管充填材（剤）応用後の組織変化に関する実験病理学的研究. 歯科学報, 87（5）：745-799, 1987.
28) 前田和男：酸化マグネシウム・グアヤコールの歯内療法領域への応用に関する実験ならびに臨床病理学的研究. 日本歯科保存学雑誌, 34（6）：1595-1621, 1991.
29) 加藤広之：側方加圧根管充填の実態と臨床技法. 歯界展望, 106（5）：973-980, 2005.
30) Nakano K et al.: Histopathological safety evaluation of newly-developed MgO sealer. Eur J Med Res. 2011 Dec 2;16（12）：526-30.
31) Gomes-Filho JE, et al.: Rat tissue reaction to MTA FILLAPEX®. Dental Traumatology, 28: 452–456, 2012.

Practical Essentials

1) 加藤広之：根管の解剖学的特徴. 黒崎紀正ほか編, イラストレイテッド・クリニカルデンティストリー 2. 歯・歯髄・歯周組織の疾患, 医歯薬出版, 東京, 124-127, 2001.
2) 株式会社ニッシン：歯科医学グラフィックソフト「3D Tooth Atlas」（eHuman社）
3) 加藤広之, ほか：根管拡大形成法〜根管形態の捉え方と基本術式. 日本歯科評論, 62（12）：79-88, 2002.
4) 加藤広之：根管での合理的な戦い方〜「彼を知り己を知る」. 歯界展望, 106（6）：1181-1188, 2005.
5) 加藤広之：根管形態の探索—根管口から診る. 歯界展望, 105：771-776, 2005.
6) 加藤広之：髄室開拡・根管口明示からCoronal-Radicular Accessへ. 日本歯科評論, 75（1）：83-102, 2015.
7) 加藤広之, 淺井康宏：歯面齲蝕の歯髄処置—歯髄処置の病態・歯髄腔解剖の視点から. 歯科医療, 14（4）：36-44, 2000.
8) 加藤広之, 淺井康宏：東京歯科大学で行われている歯内療法の術式. 東京都歯科医師会雑誌, 48（4）：191-201, 2000.
9) 渡邉宇一, 加藤広之, ほか：根管の器械的拡大・形成に関する研究（第1報）3種のエンジン駆動TiNi製根管拡大器具について. 日本歯科保存学雑誌, 41（2）：410-422, 1998.
10) 加藤広之：X線画像から根管形態診断をしよう. 歯界展望, 105（3）：553-558, 2005.

索引

●和　文

あ
アクセサリーポイント　102, 103
アクセスオープニング　56
アピカルカラー　99
アピカルストップ（シート）
　55, 77, 81, 82, 99

い
イスムス　12, 17, 89
インジェクション法　98
インジケーター　26

え
エルボー　9, 81, 82, 99
エンド用メジャー　101

お
オキシドール　93
奥村の分類　12

か
ガイドグルーブ　44
ガイド形成　57
加温側方加圧充填法　98
ガッタパーチャポイント　81, 98
窩洞形成　39
加藤の分類　16, 112
仮封処置　97

き
基準点　72
頬側構造の照射逆側移動　74, 75
極微小焦点X線CT　21

く
クラウンダウン　55, 58
クロロパーチャ法　98

け
ゲーツグリッデンドリル
　48, 51, 55, 57, 79

こ
コア・キャリアー法　98
根管外加熱軟化法　98
根管拡大　53, 87, 88
根管狭窄　64
根管峡状部　12
根管形成　53, 54, 55, 88
根管形態　6, 8, 21
根管経路　64
根管口　21, 32
根管シーラー　98, 103, 107
根管充填　103
根管清掃剤　87
根管切削　39, 55
根管長　11, 70
根管長測定　71
根管貼薬剤　87, 119
根管彎曲の軽減設計　56
根尖孔　21
根尖孔移動　82
根尖分岐　119
コンティニュアス・ウエーブ法　98
コンパクター法　98
根面齲蝕　45, 47
根面溝　28

さ
作業長　71
酸化マグネシウム系シーラー　108

し
次亜塩素酸ナトリウム溶液
　87, 89
歯科用コーンビームCT　22
歯根面ライン　24
歯軸　42
歯軸傾斜　41
歯髄炎　45
歯髄腔　9, 21, 47
ジップ　9, 81, 82
シャドウカッティング　43
主根管分岐の概要　12, 18

シーラー　106
シリコンストップ　70
シルダー法　98

す
髄角　21, 44
水酸化カルシウム・ヨードホルム製剤
　95, 96
水酸化カルシウム系シーラー　108
水酸化カルシウム製剤　95
髄室　41
髄室蓋　21
髄室開拡　40, 43
髄室角　21
髄室床　21
髄室穿孔　45
髄室側壁　21, 37
髄室壁　21
髄床底　21, 47
垂直加圧根管充填　93
ステップバック法　79
スプレッダー　102, 105
スメア層　94, 95

せ
穿孔　61, 62
全周ファイリング　88
前処置　97

そ
象牙細管　87
象牙質　87
象牙質添加　47
側方加圧充填法　98, 102

た
第二象牙質添加　47
ダイヤモンドポイント　44, 48
単一ポイント法　98

ち
チェアサイド細菌嫌気培養法　97
超音波スケーラー　97

索引
125

超音波チップ 49

て
テーパー 54, 65, 79
天蓋 21, 44, 45, 47
電気的根管長測定 70

な
軟化ガッタパーチャ充填法 98

の
ノン・カッティングチップ 58, 61

は
パーフォレーション 61, 62
パスファインディング 64, 70, 77
パスファインディング時の切削抵抗の分類 66
パラモノクロロフェノール・グアヤコール製剤 95, 96
ハンドピース後端挙上による側壁の過削除 51

ひ
ピーソー・リーマー 61

ふ
ファイリング 57
フィルムホルダー 26, 76
フィン 54, 89
フィンガースプレッダー 106
複数ポイント法 98
フレアー形成 80
フレアー形態 54, 77, 79
プレカーブ 79
分割コーン法 98

へ
平均的歯根長 11
ペーパーポイント 81, 82, 93
偏心投影法 73, 75

ほ
ポイント状ガッタパーチャ充填法 98
ポジショニング 29, 42
ポリシングブラシ 97

ま
マイクロCT 23, 65, 66
マスターコーン 100
マスターポイント 100

み
ミラーテクニック 42

め
滅菌精製水 93

ゆ
ユーカパーチャ法 98

よ
溶剤軟化法 98
ヨードチンキ 97

ら
ライティング 29
ラウンドバー 48, 50
ラバーダム 74, 110
ラバーダム用プラスチックフレーム 76

り
リーミング 69

れ
レッジ 9, 82, 99

● 欧　文

apical instrumentation 39
buccal object rule 74, 75
coronal acccess 39, 40, 55
danger zone 61, 62
EDTA 製剤 93
EMR 70
Initial Apical File（IAF） 71, 77
K ファイル 57, 79

lateral condensation method 98
Master Apical File（MAF） 72, 77, 100
MTA 系シーラー 108
NaClO 93
NiTi ロータリーファイル 94
radicular acccess 39, 55
safety zone 61, 62

Shneider の方法 17
SLOB rule 74, 75
turn and pull motion 69, 81
Vertucci の分類 12
Weine の分類 15
X 線的根面ラインの分類 25

おわりに

　本書は「歯界展望」に「for Beginners　Endo の兵法」と題して，1 年間（12 回）連載した内容をもとに加筆し再構成したものである．雑誌掲載から発刊まで 10 年近くの年月が経たが，その間，いろいろな形で拙文が利用されているのを繰り返し耳にしてきた．講演や学会等集まりの際などに，「臨床研修医時代に研修先の指導医に『Endo の兵法』の抜き刷り頁を渡されました」と若い先生から話しかけていただくことも多く経験し，嬉しい思いと同時に，書籍化に至っていない己の怠慢を申し訳なく思っていた．本書『ENDO の兵法――卒後 2 年目からの実践的根管処置技法』は，そのような多くのありがたい声の後押しによって，このたびの発刊に至ったものである．この場を借りて発刊までの経緯のなか，ご支援いただいた多くの臨床家諸氏に対し感謝の意を表したいと思う．

　本書では「彼を知り己を知る」を思考の起点に，根管処置上の彼我双方について，予測・推理，確認，修正を反復する診療姿勢を強調して述べた．それらの繰り返しのなかから，「相手」に関する「知識」の手札と，「自己」に関する「技術」の手札を蓄積し，根管処置の各ステップにおける実態とイメージとの整合性向上を実感されることを願っている（手技操作技法の実際は，Part 3 の参考文献[23]の関連動画を参照されたい）．

　最後に，東京歯科大学歯科保存学講座において，長年ご指導ご鞭撻をいただいた淺井康宏名誉教授はじめ，歴代教室員の方々，そして「歯界展望」誌連載ならびに書籍化の道筋にお世話いただいた医歯薬出版株式会社に対し，心より御礼申しあげる次第である．

　　　2015 年 4 月　　　　　　　　　　　　　　　　　　　　　　　　加藤広之

【著者略歴】
加藤　広之
　（か とう ひろ し）

1982年　東京歯科大学卒業
1986年　東京歯科大学大学院歯学研究科（歯科保存学専攻）修了，歯学博士
1986年　東京歯科大学歯科保存学第一講座助手
1991年　東京歯科大学歯科保存学第一講座講師
2006年　東京歯科大学歯内療法学講座（講座名称変更）講師
2010年　東京歯科大学歯科保存学講座（講座名称変更）講師

ENDOの兵法──卒後2年目からの
実践的根管処置技法　　　ISBN978-4-263-44438-2

2015年5月10日　第1版第1刷発行
2016年11月25日　第1版第2刷発行

著　者　加　藤　広　之
発行者　大　畑　秀　穂
発行所　医歯薬出版株式会社

〒113-8612　東京都文京区本駒込1-7-10
TEL.（03）5395-7638（編集）・7630（販売）
FAX.（03）5395-7639（編集）・7633（販売）
http://www.ishiyaku.co.jp/
郵便振替番号　00190-5-13816

乱丁，落丁の際はお取り替えいたします　　印刷・木元省美堂／製本・愛千製本所
Ⓒ Ishiyaku Publishers, Inc., 2015. Printed in Japan

本書の複製権・翻訳権・翻案権・上映権・譲渡権・貸与権・公衆送信権（送信可能化権を含む）・口述権は，医歯薬出版㈱が保有します．
本書を無断で複製する行為（コピー，スキャン，デジタルデータ化など）は，「私的使用のための複製」などの著作権法上の限られた例外を除き禁じられています．また私的使用に該当する場合であっても，請負業者等の第三者に依頼し上記の行為を行うことは違法となります．

JCOPY ＜(社)出版者著作権管理機構　委託出版物＞
本書をコピーやスキャン等により複製される場合は，そのつど事前に(社)出版者著作権管理機構（電話 03-3513-6969，FAX 03-3513-6979，e-mail：info@jcopy.or.jp）の許諾を得てください．